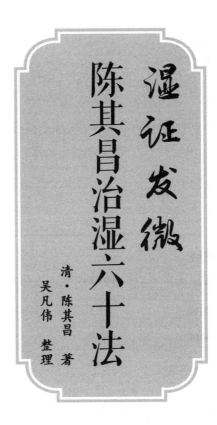

湿证发微

陈其昌治湿六十法

清·陈其昌 著

吴凡伟 整理

U0346410

全国百佳图书出版单位

中国中医药出版社

·北京·

图书在版编目（CIP）数据

湿证发微：陈其昌治湿六十法 /（清）陈其昌著；
吴凡伟整理 .—北京：中国中医药出版社，2022.6
（明道中医书系）

ISBN 978–7–5132–7494–4

Ⅰ . ①湿… Ⅱ . ①陈… ②吴… Ⅲ . ①祛湿（中医）
Ⅳ . ① R256

中国版本图书馆 CIP 数据核字（2022）第 042860 号

中国中医药出版社出版

北京经济技术开发区科创十三街 31 号院二区 8 号楼
邮政编码　100176
传真　010-64405721
三河市同力彩印有限公司印刷
各地新华书店经销

开本 710×1000　1/16　印张 10.25　字数 135 千字
2022 年 6 月第 1 版　2022 年 6 月第 1 次印刷
书号　ISBN 978 – 7 – 5132 – 7494 – 4

定价　39.00 元
网址　www.cptcm.com

服 务 热 线　010-64405510
购 书 热 线　010-89535836
维 权 打 假　010-64405753

微信服务号　zgzyycbs
微商城网址　https://kdt.im/LIdUGr
官 方 微 博　http://e.weibo.com/cptcm
天猫旗舰店网址　https://zgzyycbs.tmall.com

如有印装质量问题请与本社出版部联系（010-64405510）

著者简介

陈其昌（1855—1938），字兆隆，河南省获嘉县后寺村人，清末岁进士。四十余岁时科举废，即在家乡设馆育人，兼修医道。其医德、医术之高，在当世颇负盛名。

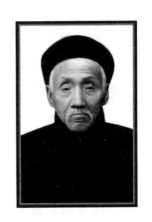

一生著作颇丰，深究河图、洛书、易理要旨，仰观天文，俯察球形，精天地气运，阴阳五行。著有哲学、医学、文学著作，见解独到，被世人尊为"鸿儒大医"。《河南省志》《获嘉县志》均有记载。

代表性著作

1. 哲学著作《河图新义》，十万余言，自视为生平大作，朝夕摩挲，洞彻天地人诸理。于1911年在南昌出版（宏大善书局，馆长平同成音），当时只收到一封出版贺信，惜遭战火，书稿遗失。

2. 易经专论《玄灯化棒录》一部，《儒释道三教合一》一部，曾自费石印过（均失佚）。

3. 医学著作《寒温穷源》和《湿证发微》，此二作分别于1917年和1923年由河南商务印刷所出版发行。《湿证发微》

由当时督军、省办公厅厅长、省官立施医院院长等多位名流、名家作序。

尚有《订正仲景伤寒论》《诗经撷萃》《易经撷萃》等未出版著作手稿留存。

传承谱系及授徒传艺情况

陈天良，字诠初，清贡生，时设泰昌恒医药堂，一生行医，传于陈其昌；陈其昌传于长子陈法纲；陈法纲以胞弟长子陈树艺为嗣，传于陈树艺；陈树艺传于长子陈汝昭；陈汝昭传于三子陈培真；陈培真传授女儿陈敏、长子陈明晓、次子陈汉晓。

现今以吴凡伟、张大景、陈敏、陈明晓、陈汉晓、刘文刚等为代表的"铁杆中医"精英团队，以振兴陈其昌湿证中医药学术流派为己任，挖掘和实践前辈湿证中医理论精粹，以期发扬光大，为振兴中医学做贡献。

整理者简介

吴凡伟，三代家传，8岁开始学习中医。先后毕业于广州中医药大学、中山大学，获医学硕士学位。

现为深圳市宝安中医院（集团）副院长，主任中医师，广州中医药大学教授、硕士研究生导师。陈其昌第六代传人，掌纹诊断医学主要传承人，深圳市第五批名中医药专家学术经验传承工作指导老师。自幼跟师第一批全国老中医药专家学术经验继承工作指导老师钟明远先生及其大弟子黄淼松先生，师承全国名老中医药专家、师承指导老师姚梅龄教授，得幸与世界五运六气学会会长毛小妹、白贵敦教授夫妇，东方柔性正骨创始人毛泰之教授，广西及陕西省级名中医王三虎教授，京城"四大名医"施今墨先生再传弟子、国医大师李辅仁先生亲传弟子王英民教授等中医名师，共同创办中医流派工作室，竭诚服务于黎民百姓。

2013年5月～2018年1月，创建松岗人民医院中医科病房、门诊、中医馆，带领中医科获全国综合医院中医药工作示范单位、深圳市中医特色专科、广东省中医特色专科等称号。

2018年5月，创建宝安中医院（集团）流派工作室。兼任世界中医药学会联合会疫病专业委员会常务理事，广东省中医药学会急诊专业委员会副主任委员，广东省卫生经济与文化专业委员会副主任委员，深圳市中医药学会经方专业委员会副主任委员。

崇尚汉唐时期的中医医术，主张回归四大经典，传承古中医学术体系，从多维度进行辨证论治，擅长使用传统中医手段（针、药、灸联合）诊治内科疾病及急危重症，肺癌、肝癌、肠癌等各系统癌症和晚期癌痛，以及多发性硬化病、顽固性疼痛、难治性失眠、带状疱疹后遗神经痛等疑难杂症。

整理说明

    《湿证发微》系清·陈其昌撰。陈其昌（1855—1938），字兆隆，河南省获嘉县后寺村人。清末岁进士，兼修医道。其医德、医术之高，在当世颇负盛名。本次整理以1923年河南商务印刷所出版发行版本为底本，以2020年中原农民出版社印行的《湿证发微》为主校本，书中所引《黄帝内经》《伤寒论》等的内容以通行版本为他校本。

    《湿证发微》均予以全书总校，具体问题的处理，详见以下各点。

    1.将底本竖排格式改为横排，繁体字统一改为规范简体字，加标点。

    2.凡底本中表示文字位置的"右"，一律径改为"上"，不出校记。

    3.本原目与正文标题不附，且无页码标注，兹依据正文内容重新编排目录。底本卷首的"湿证发微上卷""湿证发微下卷"分别改作"上卷"和"下卷"，不出校记。

    4.底本药名中的不规范用字，一律按国家标准化名称径改，不出校记。

    5.凡底本中的通假字、异体字、古今字，一律径改为规范的简体字，不出校记。

6.凡底本中形近或音近而误的明显错别字，一律据文义径改，不出校记。

7.凡底本中的疑难字、冷僻字、异读字均注音，并酌情加以注释。

8.对底本中较长的段落适当进行了分段，不出校记。

在整理本书的过程中，发现有些内容不尽符合今人看法，本着古为今用、保持原貌的原则，未予改动，祈望读者自裁。另外，限于水平，书中谬误，敬请读者提出宝贵意见，以便再版时修订提高。

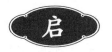

启

伏以青囊术妙，汉华佗独骋其神奇，绿野堂开裴中令，晚游于方剂。良医功同良相，济世活人，趣虽不同，理实一焉。则有敝乡陈兆隆先生者束发穷经，早蜚声于黉[1]序。

中年戢羽兼肆力于岐黄，九折之功既深，千金之方斯重。又其春风在抱，万汇同嘘，大道为公，不遗逊迩，洵所谓医宗儒派妙燮理于壶中者也。

晚年探图书之谜，悟湿证之源，谓河图一画开天，一与六合而成元水。迤逦繁衍，由是木火金土迭生，先天元水之当重也明甚。又谓人赖湿以生，亦因湿而病，

医家风火暑三类各有专门，湿之一条多卑之，无高论，实则风火寒燥作沴[2]不过十之二三，湿邪则十有六七。且春温、秋燥，其湿更险，痰饮、水气，其湿更深，湿证本原未竟宇宙，缺憾实多。

先生之论湿证也，如是主治之道，则谓无论何等之湿、何时之湿，但就现在所感用药驱之，罔不愈者。先生以易求医，既已深探玄妙，凡其出治，无不本所得以实施。久已杏满门前，春生指上矣。

---

[1] 黉（hóng）：音"洪"，学堂。
[2] 沴（lì）：音"历"，伤害。

尔乃蕴不敢秘，道必欲宣，著《湿证发微》及《寒温穷源》两书，析千古似是而非之论，辨寒温几微差慝之源。汴中诸大国手见而悦之，称为"独得三昧"，足于仲景《伤寒论》条例外特树一帜。

　　鄙人盲不知医敢参末议，但憬然于诸大国手之极力推奖，知足为寿世津筏也。爰商准先生付印成帙，俾广流传，惟是青萍结绿得薛卞之品评而始彰，魏紫姚黄因春风之嘘植而更艳。太白氏谓"一登龙门则声价十倍"，退之氏谓"莫为之前"，虽美弗彰，表扬之力乌容已耶所望。

　　大人先生悯沉疴之难除，振孤弦之逸响，勿吝琳琅之笔，共颁金玉之词，或宠以弁言，或惠以跋语，藉引翼以锡类，庶传播于周行。若蒙普遍采施，伫看阳春有脚，倘得高明指正，愈瞻大道靡穷，谨贡鄙诚用祈。

　　　　　　　　　　　　　鉴定临风翘企鹄盼
　　　　　　　　　　　　　珍施
　　　　　　　　　　　　　附呈医书两种共三本
　　　　　　　　　　　　　获嘉贾道中谨启

济世良箴张福来

天有六气　湿居一焉　秦缓而后　此道失传

繄陈先生　学粹坤乾　易理医理　融会诉然

著书立说　不落言诠　湿证发微　寒温穷源

天地奥蕴　至此毕宣　我于医学　未洞幽元

聊赞数语用当仰钻

民国甲子春月常秀山

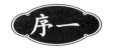

序一

中国医学，自神农、黄帝、岐伯，躬上圣之姿，辨物质之性，寒热虚实，著于《内经》。疾病夭札，引诸寿域，迨周设官，专重医师，掌养万民。历今数千年来，针灸汤饵，诊视按切，方术益备。而专门之症，后世学者，间有发明，如伤寒瘟疫之辨别入微，妇女婴儿之修正偏敚，独未有推论湿证之源流者。

夫湿之对待者为燥，燥盛于火炎，湿积于水润。易象曰：水流湿，火就燥，物聚于同类，疾中于偏枯，天人推阐，理无或爽。予窃服膺于火烈民畏，水懦民玩之原理，而叹措治者畏烈则来骤而易防，玩懦则受缓而难革。

医之于疾也，亦然。脏腑营卫偶失其宜则寒热作，寒热相轧则热散而寒伏，偏殢[1]久而湿以生。湿生之程量大小，各示人身之寒热虚实。而百病之丛杂，相乘以起。病之起必有其端，端兆于寒而湿亦寒，端兆于热而湿亦热。寒热异而湿之为害者一。固不独东南卑下之地多湿，即西北高亢之地亦多湿也。湿证之待医，诚岌岌有不可缓者。

获嘉陈兆隆先生其昌，硕学宿儒，前清岁进士也。声蜚

---

[1] 殢（tì）：音"替"，滞留。

上庠[1]，津逮[2]后世。平日研精医学，男妇老幼各科无不贯彻，而尤邃于医湿，著有《湿证发微》，积五万余言，都为两卷。详前人之所略，补遗方之未备。

同邑贾君达五携其著作，游扬于豫省执政，佥视为得未曾有。拟呈请内务部鉴定印行，保其版权，俾勿翻印。并蒙大医学家郭化三先生参考互证，推本于理论之不爽，征验其功效之必成。异日此书一出，知必为社会所需要，敢断言矣。惟是付诸手民，尚需多资，

适予奉省宪委，赴是邑督促两社车马局归并公款局，清理历年存欠。有邑绅郭君紫侯、谢君石渠、徐君荣轩、贾君伯仁、郭君秀芝、杨君瑞峰六人，职司监算，历五月之久，例应各给车马费，以酬其勚[3]。六人志趣高尚，以服务本籍，不肯受酬，均愿捐助医书印刷费，以期乡先生仁言寿世，易于观成，计共捐银一百八十元。噫，可以风矣！

夫人之欲善，谁不如我。贾君倡之于前，监算诸君继之于后，不难于赴义之勇，而难于立品之齐。不难于向往之诚，而难于和衷之济。世风衰薄，而获邑诸君子，犹具有廉信介洁之特行，则将来良医良相，胥植其基，人材之蔚起，其由此积累而光大之乎！贾君嘱予序其原委，而即以弁诸简首。

时中华民国十二年一月二十八日新蔡崔蕴珍谨序

---

[1] 上庠（xiáng）：古代的大学。

[2] 逮（dài）：音"代"，到。

[3] 勚（yì）：音"义"，劳苦。

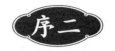

中国医学发明最早，而进步最迟。自轩岐至今四千余年，医家者流，能本所心得，以著作饷世者，在汉若张仲景，在唐若孙真人，宋以后若朱丹溪、刘河间、薛立斋、张景岳、叶天士辈，寥寥不过数人。甚矣，其难也。获嘉陈兆隆先生文学优长，往日曾蜚声乡校、上贡、成均。中岁以远，以余力精医学，独见其微，不蹈恒蹊。生平治疗危症，不可弹数，所著《湿证发微》一书，能言前人所未言之理，治前人所不能治之症。

河朔人士久欲付诸枣梨，籍公于世，而先生顾歉然以为未足也。近年先生年益高，学益进，而为术亦益精。客冬因事来汴，与诸医大家促膝，从容上下，其议论益证所见之不谬，乃徇同人之请，用活版术印刷装订。

全书都五万余言，分为两卷，并附先生近著《寒温穷源》一卷，预计洛阳纸贵之日，当在山阴修禊之时。惟是先生寒士也，守原宪之介，乐颜子之贫，寒毡半生，萧然四壁，力固未能及此。里中诸君子又绵力薄弱，醵[1]资无多，事几中辍矣。贾君达五，获之贤者也，其敬先生也尤挚。

适是时，获人士因差徭积弊过深，上其事于大府，请求派

---

[1]醵（jù）：音"巨"，泛指凑钱，集资。

委清查，达五与焉。地方士绅与于监算者六人，事竣，得支夫马费百八十元，胥举而捐为先生刻书之资，徇达五之请也。达五名道中，是役实终始其事，其捐资之六人，则为谢君石渠、郭君紫侯、徐君荣轩、郭君秀芝、杨君瑞峰、贾君伯仁，皆例得书于崑。往者余尝以病受治于先生，固深敬慕先生之为人，今又读先生之书，而喜先生之术，将推而及于人人也，故乐为之序。

中华民国十二年夏历正月上浣弘农薛勉序

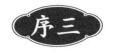

序三

　　今欲阐《内经》之要旨，补前人之未备，不相摭拾，适相
发明，若此者。医家自刘守真、李东垣、朱丹溪以外，盖戛戛
乎其难之。明经陈兆隆先生，获嘉之隐君子也，幼而好学，屡
角胜于名场。晚年退修，深研究于医书，《素问》《灵枢》罔不
博览，而独叹六淫中之邪湿，类与风寒暑燥火并举，未有专意
以研究之者，诚医林之缺点也。

　　先生于是积半世之揣摩，数年之心悟，独于湿证一门，审
明脉象如何，病状如何，著《湿证发微》一书以发明之。全卷
约五万余言，殆所谓窥《内经》之要旨，补前人之未备者乎。
吾不敢阿其所好，谓斯书之作，字字节节皆中规矩，足为万世
法也。盖莫为之前，虽圣不传，莫为之后，虽盛不彰。愿后之
业岐黄者，参观互证，偏则补，弊则救，至于尽善尽美。拯斯
民于疢疾之中，登诸仁寿之域。此不惟作者之幸，而亦斯书之
幸也，是为序。

新蔡郭育赞识于大梁退补寄庐

《湿证发微》序

甚哉！沉溺之为患，烈也！因沉溺而黏腻，因黏腻而本灵失效，小之怫郁一时，大之困扰全部。疗治之法宜匡助，宜和解，宜消导，惟不宜燥烈从事，逆势而行。呜呼！沉溺之疾不可以强力胜。固如是哉，吾抚陈兆隆先生《湿证发微》一卷，不禁重有感焉！

先生折肱深功，关于治湿一事，大要以补弊就偏，因势利导为重，不敢轻用燥烈之剂。斯编之作可谓详示津梁矣。独惜夫人心之沉溺竟无法起而拯之也。今之世或沉溺于利禄，或沉溺于勇功，或沉溺于新奇。矫其弊者不谋补救之方，惟思所以胜之，不遗余力，两欲胜而两不相容，滔滔者乌有所极乎？

今而知治沉溺之法焉，不足者宜徐为匡助，泥滞者宜徐为和解，太过者宜徐为消导。本渗湿和下之法，因势利导以转移之。一旦迷梦渐醒，同登彼岸不难焉。吾痛夫沉溺不返者，之莫知所届也。又惧夫强力抑制者之徒滋纷扰也。抚先生大著如得佛杵一掷。

孟县赵汝楠谨识

《湿证发微》自叙

　　河图一书，天开地辟之书也。圆于外者天，天有风暑湿燥寒；方于内者地，地有木火土金水。厕乎其间者为人，人有肝心脾肺肾。三者原沆瀣一气，歧而二之不得也。伏羲画卦，人皆知其为讲卜筮之书，而不知其为讲脏腑之书也。何者？图之左旋为五行相生，即为脏腑相生之义，图之对待为五行相克，即为脏腑相克之形。

　　惜乎！流传数千年，人人日游于图中，而卒莫能窥其橐籥也。夫一画开天，一与六合而成元水，遂迤逦而生三八木，二七火，四九金，五十土。其为先天当重也明甚。然五十居中，主持大地，木火金水列在四旁，是即土苴万物，贯四时之精义，亦即文圣改先天为后天之奥旨也。

　　吾不敢谓先天为必不可恃，奈金元以来，狃于丹溪一派，往往竞重养阴，致有洪水滔天之祸也。水入土中曰湿，土原藏有北方之水；少阳与之附丽，土原藏有南方之火；佛氏风轮主持大地，土原藏有东方之木；土厚必能生金，土原藏有西方之金。一源具足者，亦万派咸归，譬如父子兄弟眷属一家，亦何有毗阴毗阳之衍乎？然利者害之基，福者祸之门。人之赖湿以生者，往往因湿而病，不独雨露川泽、外湿侵损为害，即一饮一食流通稍有未利，内湿即于是生矣。

仲景医中圣人，其伤寒一书，为凤鸣朝阳。嗣后风家、火家、暑家各有专门。至于湿之一条，虽间有著作，率多卑之，无甚高论，亦以其为五方杂气，而非有四时专气也。然余阅历几半生，瞥见风火寒燥作沴不过十之二三，湿邪则十有六七。且诸证治法，各家详备，湿证多未竟本原，此固宇宙之缺理，而亦医门之憾事也。

湿之为邪，散无有纪。湿之时固有湿，即春温秋燥，其湿为更险；湿之证固为湿，即痰饮水气，其湿为更深。惟无论其为何等之湿，何时之湿，但就其现在地位，确见其为湿邪。斯用药驱之，罔有不愈者矣。且图五十居中，譬如车轮之轴，木火金水皆其轮上之辐也。其人金水素盛，轴自从右而旋，金水证必多；其人木火素盛，轴自从左而旋，风火证必多。寒湿宜温其寒，温之不愈则宜攻；热湿宜清其热，清之不解则宜下。虽千变万化，湿有难以名言罄者。然后之人，能即余说而扩充之，此又余所祷祀而求者也，是为序。

获嘉陈其昌自叙

《湿证发微》提要

一、余性喜易，精研图数，见得阴阳部位与天地人身都一一宛合。脾土属坤，原居北方，纯阴位也。文王进坤西南，位居半阴半阳，明将坤之法象显示人间矣。余著是书，率祖乎此。

二、六淫性质个个不同，倘穷形尽相，罗列满前，恐人望洋而叹，不思进步，故特举湿之一邪，指示前程，庶人循序渐进，得窥全豹。

三、善言天者，必有验于人。善言人者，必有验于天。故此书先言天地气运、人身经络，使天人之理都一一列在学者面前。庶胸中有竹，眼底无花，大证当前，不至仓皇失措。非然者，吾恐天地间有屈死之人也。

四、是书对证拣方，皆得之揣摩，并亲身阅历。虽古有神妙奇方，未曾验试，概不敢登，恐其为纸上谈兵也。

五、每方略举一二治案，非谓生平治案，只有此数。不过略举门径，示人趋承，如行路然，我既奋在前程，人自视如平路矣。

六、每方各有分量，皆余当日权其轻重定之，至于学者所临之病证，余万难逆料其如何轻重，学者亦随势定之，勿按图索骥也。

七、此书原以治湿，引而申之，六淫治法皆在个中。虽温热一法，与此冰炭。然既知冬伤于寒，阴温之温，岂不知冬不藏精，阳温之温，反观焉即得矣。

八、仲景以桂枝一汤统治天下伤寒，余以渗湿一汤统治天下湿证。余非好张冠而李戴也，盖恶夫夸多而门靡也，倘撷拾古人成方，叠床架屋，獭祭满前，虽甚完备，无当精微，亦何贵于著书乎。

九、湿之一邪，向来多责在夏秋两季。然天地皆湿薮，人身皆湿躯。湿者，水也，能载舟亦能覆舟，故湿魔当前，俯拾即是，勿拘求之于夏秋也。

十、噎膈一证，百家治法都如捕风捉影，以致数千年来，患此证者百治百死，其冤杀人殊不下千千万万。余积半生揣摩，折衷一真正治法，颇能回生起死，如响应声。虽曰守先待后，宜宗前人，然此则不愿多让也。

十一、以斯法治斯证，无不随手奏效，间有不效者，则是正气衰败，祟气缠绕，故使不效也。然正气虽败，而有不甚败者，必为之万死求一生。祟气虽缠，用药得当，亦能退魔，倘竟不效，必是其人气数已到，吾亦无如之何矣。

十二、温证约分两门：冬不藏精，春必病温，是为阳温，芍归冬地原为要药；冬伤于寒，春必病温，是为阴温，苓术半朴实为仙丹。本书所论皆阴温也。虽阴阳平列，义则偏重扶阳。

十三、土苴万物，木火金水都在里藏。无论何邪作渗，惟使坤轮一转，邪便无处藏身，故渗湿一方，自是此证不祧[1]之品。

十四、人之有生，最重玄神。玄神者即春夏秋冬之春，元亨利贞之元也。世人不知其为玄神，只认得为肝气，恣意戕贼之，无怪其寿命之不长也。余著是书，不敢恣用青皮、木香等药，以此也夫。

十五、湿之为病，纷繁莫纪。正湿以外，凡由湿邪而变化者，若噎膈喑哑、咳喘哕呕、崩淋带浊、疟痢疸痹、癥瘕疝癖、疹痘杨梅、停水失血、痿厥脚气、留饮鼓胀、便结阴吹，都收在湿之一门，欲学者数典而不忘其祖焉尔。

---

[1] 祧（tiāo）：音"挑"，超越。

目　录

获嘉陈其昌兆隆著　同里贾道中达五校阅

上卷

人身如小天地说

　　无极之真，二五之精，二者妙合而为人。是天地为形形色色之人身，人身即为狴狴榛榛之天地，然此犹泛即其理而言之也，试即其形质而确凿言之。西书云天包乎地，地以外皆天也。地之形如卵，圆于外者约有十万里整，以圆三径一之法计之，厚则二万八千里有余，地之正中心如鸡子黄一般，其色正赤，其气极热，全是一窝火汁。

　　观于温泉之出，火山之喷，可见矣。附于火一层为湿土，其质软如鸡子白一般；附于湿土一层为沙石，其质坚如鸡子皮一般；附于沙石一层即地面也。一望皆水，大西洋之水约有万里，太平洋之水约五万里，南北冰洋之水更不可纪极。谚云：卵是皮包的，地是水包的。良然。

　　昔者天地肇造，龙马负图而出，其图一三五七九为天之数，二四六八十为地之数，所谓天数五，地数五，五五相得而各有合也。一六水生三八木，三八木生二七火，二七火生五十土，五十土生四九金，四九金又生一六水。旋转相生，固皆法象之自然矣。彼地之由木而火，由火而土，由土而金，由金而水，非亦法象之自然乎。

　　人身之内五行，厥阴肝木生少阴君火，少阴君火生太阴湿土，太阴湿土生阳明燥金，阳明燥金生太阳寒水，亦如天地之由春而夏、由夏而秋、由秋而冬，而为顺生之五行也。胃与脾相对，膀胱与肾相对，胆与肝相对，亦如天地之阳明与太阴合，太阳与少阴合，少阳与厥阴合，而为对待之五行也。

　　夫天地有盈虚，人身即与为盈虚；天地有消长，人身即与为消长。人在天地，如鱼在水然，鱼之呼吸，不外此水，人之呼吸，不外此气。人能善调其气而无所损焉，则天地我立矣，小天地云乎哉。

经络脏腑阴阳相配说

膀胱、小肠，其经络居乎表之第一层，故属太阳；胃与大肠居乎表之第二层，故属阳明；胆与三焦居乎表之第三层，故属少阳。脾肺居乎里之第一层，故属太阴；心肾居乎里之第二层，故属少阴；肝与心包居乎里之第三层，故属厥阴。身之内有肝心脾肺肾，犹之乎地之内有木火土金水也。

地球之第一层为水，第二层为金，第三层为土，第四层为火，第五层之木。虽无明证，然观于河图二七火、三八木之序，则第五层为木之所居也明甚。人身亦小天地也，太阳居乎表之第一层，故属寒水；阳明居乎表之第二层，故属燥金；太阴居乎里之第一层，故属湿土；少阴居乎里之第二层，故属君火；厥阴居乎里之第三层，故属风木。少阳为游部，其气游行三焦，有似于火，故属相火。

总之，在天为风暑湿燥寒，在地为木火土金水，在人为肝心脾肺肾。天也，地也，人也，一而已矣。然阴阳之理，亦难拘定。如以日序之阴阳言之，白昼少阳、太阳、阳明、用事，黑夜太阴、少阴、厥阴用事。阳居阳位，阴居阴位，常也。

倘以年序之阴阳言之，前半年为阳，而多三阴用事。后半年为阴，而多三阳用事。阴居阳位，阳居阴位，则可怪也矣，而亦不必怪也。日序阳居阳、阴居阴，对言之则太阳与少阴相附丽，阳明与太阴相附丽，少阳与厥阴相附丽，仍是阳中有阴，阴中有阳。年序阴居阳、阳居阴，进求之春夏为阳，风木君火亦为阳；秋冬为阴，燥金寒水亦为阴，仍是阳自为阳，阴自为阴。千变万化，触处皆通，惟在细心人领之耳。

五脏欲恶说

天地间之物类，虽皆包质以游，亦各有缺理，以待弥纶。如木之味酸，而所缺者西方之辛也，酸每欲得辛以发舒其性情；金之味辛，而所缺者东方之酸也，辛每欲得酸以收敛其性质，火之味苦，而所缺者北方之咸也，苦每欲得咸以损其所有余。水之味咸，而所缺者南方之苦也，咸每欲得苦以补其所不足。

经云：肝欲散，急食辛以散之。肺欲收，急食酸以收之。心欲软，急食咸以软之。肾欲坚，急食苦以坚之。盖震兑交而东西始成，坎离交而水火有本。然则岐黄家之衰多益寡，亦天地间盈虚之理而已矣。

阳能统阴、阴不能统阳说

今天下竞言养阴矣，固以阴之能敌夫阳也，岂知宇宙间只有一阳耳，安有所谓阴者乎？夫一阴一阳之对待，亘古已然。今曰有阳无阴，毋乃怪甚，而固无嫌于怪也。试即目前之理而朴实言之。

太阳即日也，其形大于地球百倍，孤悬空中而晃八星，春夏日行温带而热，秋冬日不行温带而寒，春夏秋冬，寒热虽不同，而其为太阳者，自若也；日中日晃地球之上面而热，夜半日不晃地球之上面而寒，日中夜半，寒热虽不同，而其为太阳者，自若也。

然则宇宙间只有一个阳耳，而顾于阳之外，添出一个阴来，岂非蛇足之甚？而亦非也。古今太阳虽无对，物之表里则有对，表者得于日光相向，故谓之阳；里者不得与日光相向，则不得谓之阳，不得谓之阳，只得谓之阴而已矣。今之人竞重养阴，以为阴者阳之母也，亦曾即宇宙而统筹其全局哉。

少阳为生命之本说

太阳居一涵九，太阴居四涵六，而皆列于西北两方；少阳居三涵七，少阴居二涵八，而皆列于南东两方。此即二老退休，子妇当权之意也。

肝为阳中少阳，肾为阴中少阴，二者和合方立室家。乃人但知女正位乎内，不知男正位乎外，竟欲将少阳一火推倒一切，岂知人之身皆水也，水之流皆火也，此火一灭，三焦不为决渎，吾身气机顷刻止息矣，故吾愿人将此一火性命保之。

太阴不离少阳之精粹说

熯万物者莫如火，火能作热，昭昭然矣；燥万物者莫如风，风能作热，比比是矣。余一不解，夫湿居土中，既不等夫日晃空中，亦不等夫风行地上，其热从何而来也？及观鸿荒肇造，丹天火气，下临戊癸二方，戊申连位，夹未土于中；癸寅同宫，夹丑土于中，乃知自有世界以来，有一太阴导彼前路，即有一少阳步彼后尘。

所以厕粪，湿薮也，而涵有磷质；硝土，湿物也，而藏有炭气。是太阴之与少阳不啻表立于此，而影随于彼也。

或曰：太阴能生少阳，固也，太阴亦能生厥阴乎？

余曰：太阴生少阳，特地之生也；太阴生厥阴，隔位之生也。

或曰：风不胜湿，经训昭然。今云太阴能生厥阴，果何所见而云然乎？

余曰：太阴虽不能生厥阴，而未尝不能生少阳，生少阳即所以生厥阴也。试就其理之浅者言之。

湿证初来，舌苔滑白，胸膈痞闷，太阴也；积渐而前舌苔干黄，胸膈烦闷，少阳也；再积渐而前，痰厥神昏，舌短干呕，则热极生风，而为厥阴也；然虽曰厥阴，其源从太阴而来，纵有诸热证，亦不过微风习习，终不能如少阳之火之能燎原也。

所以然者，风湿交争，风不胜湿，风欲陆其威，湿能制其命。此证未传，不必以大小定风珠平其傀偏之风，惟以渗湿解结汤峻逐其太阴之湿。太阴之湿既罢，而少阳之火、厥阴之风息罢矣。

太阴不离少阴之精粹说

太阴湿土位居中州，所谓二十八宿罗心胸，元精耿耿在当中也。或从木化，或从火化，或从金化，或从水化，四通八达，原如通行大道，不独不离乎少阴也。

然少阴为水，太阴为湿，水为湿之前身，湿为水之转身。故太阴病不解，不从火化而为少阳，便从水化而为少阴，以少阴为太阴出身之胞胎也。

夫万物之始，始于少阴，万物之终，终于少阴。无论为温证、为伤寒，一见少阴脉证，便为九死一生。医者凡遇元阳不振之人，能处处顾及其阳，斯为善治少阴也夫。

六淫湿证独多说

人之一身，不外乎水火。风、温、暑皆火也，湿、燥、寒皆水也。火盛必伤阴，水盛必伤阳，二者原属两平之比例。然火之性刚，犹之父也。水之性柔，犹之母也。人畏父，故蹈规循矩，获免于罪戾；人亲母，故狎恩恃爱，多沦于泥涂。

然则人得天一所生之水，以为水，皆母之所以胞胎乎我也；得山川钟毓之精以为精，皆母之所以鞠育夫我也。涵茹其菁华，吐纳其空气，母亦何伤于人乎？

奈云行雨施，藏有利刃，烟笼雾锁，伏有危机。山之珍，海之错，强半多烂肠；食养阴，饮养阳，不检便中毒，是天地间之最适乎我者，即天地间之最溺乎我者也。况乎土旺于四时，春夏风火登场，土并喧其锣鼓，秋冬金水出面，土同奏厥笙簧。亘古为然，到处如是，诚能于临证之时，一一验之，便直余言之不谬矣。

太阳之上，寒气治之，所谓本也；
本之下，中之见也，见之下气之标也解

膀胱、小肠便谓之本，膀胱、小肠之经络便谓之标，少阴为其内容，便谓之本之下、中之见。本皆寒气治之，故谓其本为寒，标皆太阳主之，故谓其标为热，标本异气。故太阳从本从标。

《金鉴》总注谓"太阳为一身外藩，总六经而统营卫"；张石顽谓"太阳发于至阴，上于胸膈，出于肌腠，达于皮毛"。据此二说观之，似人身之表里上下，皆属太阳，其说近于泛滥而无归，糊涂而一片。

然太阳谓之巨阳，巨阳者，人所得于天之元气也。元气浑沦，无所不该，元气周流，无所不到，以上二说，亦属彻上彻下，包孕万有之谈。但天之风暑湿燥寒，地之木火土金水，人之肝心脾肺肾，皆星罗棋布于太阳里面，亦不得不划疆而王，分民而治。治此证者，识得太阳界分，并识得太阳所统之界分，乃不至于歧路而亡羊也。

夫太阳为寒水，寒邪原能伤之，然太阳为表分，风邪、暑邪、燥邪、湿邪，亦何尝不能伤之也。虽然太阳伤寒，其邪只发于本经，太阳伤风、太阳伤暑、太阳伤燥、太阳伤湿，其邪实发于他经。夫既发于他经，乃是由他经而侵入于本经也。治之者，误认为本经见证则误矣。但天地间有至不齐之造化，由他经浸淫于本经，固不可妄动本经。若由本经浸淫于他经，又不可不动本经。

观于太阳与少阳合病，太阳与阳明合病，太阳与三阴合病，载在《伤寒例》中，班班可考，不得固执前法矣。然太阳有本经与他经之交涉，又有本经与本经之交涉，如风邪与寒邪也，肤表与肌表也，卫分与荣分也，虽同为太阳之病，然治法差之毫厘，便谬以千里，而可以躁心尝之乎？

太阳本寒而标热，少阴本热而标寒，一上一下之谓也。譬有物于此，自上而言之谓之太阳，自下而言之谓之少阴。太阳表气太虚，不能固表，必犯入于里面少阴；少阴里气太虚，不能固里，必累及于表面太阳，表重于里，麻黄辛附汤先解其表；里重于表，四逆汤先温其里，二者诚精义入神之法矣。

太阳有寒热，少阴亦有寒热，以太阳之本寒内合少阴之标寒，则邪从寒化而为少阴寒邪；以太阳之标热，内合少阴之本热，则邪从热化而为少阴热邪。

然有太阳传入于少阴者，亦有少阴缩入于太阳者。太阳伤寒，寒邪太重，必引动少阴之水气，如小青龙等证是也；太阳中风，风邪太重，必引动少阴之火气，如防风通圣等证是也。盖太阳为表，表者里之纲，表气不和，必扰动其里气，治太阳者，亦先事预防可也。

阳明之上，燥气治之，所谓本也，
本之下，中之见也，见之下气之标也解

胃与大肠，便谓之本，胃、大肠之经络便谓之标，太阴为其内容，便谓之本之下，中之见。本皆燥气治之，故谓其本为燥；标皆阳气主之，故谓其标为阳。

阳明不从标本，从中见。中见者，太阴也。太阴者，湿土也，燥金从湿土而化，是为以子而从母也，顾均一从中见也。厥阴之从中见，为以母而从子；阳明之从中见，为以子而从母。从子从母，不源源本本言之，恐其义终不畅也。

宇宙间之物类凡属阳者，皆为天道，天道左旋，即河图木、火、土、金、水之序也；凡属阴者，皆为地道，地道右旋，即河图水、金、土、火、木之序也。从左而旋，为知来者逆；从右而旋，为数往者顺。

质而言之，即《易经》水流湿、火就燥之义也。今厥阴不从标本从中见，以厥阴虽属木，而木之进一位为火，以木从火是为以母而从子也。阳明不从标本从中见，以阳明虽属金，而金之退一位为土，以金从土，是为以子而从母也。

或曰：阳明即从中见，凡病阳明者，皆宜阴化矣，何以《伤寒论》阳明篇竟有承气汤证耶？

曰：从子从母，是论天地间正化之阴阳，非论人身内克贼之阴阳也。若论克贼之阴阳，仍是邪从阳化而为阳，邪从阴化而为阴。如阳明病脉实大，谵语潮热，是为从阳化之阳明；阳明病脉微、脉迟，初头鞕后必溏，是为从阴化之阳明。阳化阴化，亦随其人之虚实而已矣。

少阳之上，相火治之，所谓本也，本之下，中之见也，见之下气之标也解

胆与三焦便谓之本，胆与三焦之经络便谓之标，厥阴为其内容，便谓之本之下，中之见。本皆火气治之，故谓其本为火；标皆少阳主之，故谓其标为阳，标本一气，故少阳从本。从本者，以本气为化也。

人之一身阳居乎上，阴居乎下，少阳则不上不下。阴居乎后，阳居乎前，少阳则不后不前。阳热而阴寒，少阳则半热半寒；阳表而阴里，少阳则半表半里。

太阳为开，阳明为阖，少阳为两经之枢。中于背下太阳，中于腹下阳明，少阳居一身之侧。

以日序之，阴阳言之，少阳前有太阳，后有厥阴；以年序之，阴阳言之，少阳前有阳明，后有太阴。千端万绪，说得少阳有如焚轮之风，转轮之蓬，几于无处捉摸。

余以为少阳者，天地间之稚阳也，其气伏于九重渊底，动而无动，静而无静，如奇花初胎、婴儿未孩，渐积而前而管灰飞，渐积而前而纸鸢起，再渐积而前，而彻上彻下矣。

然少阳为游部，其气游走无定，以少阳而兼太阳阳明，其证固多；以少阳而兼太阴少阴厥阴，其证亦复不少。但其游走之部位，虽散无有纪，其本身站立之部位，亦不过一丝一线之微。

医者认定其站立部位而识得真面目，任其东走西窜，总逃不出少阳圈缋。其寒热往来于外者，用小柴胡加减诸汤；寒热互抟于中者，黄芩黄连、半夏泻心等汤，执中枢以运四旁，亦何虑其变化之莫测乎？

但他经有中见，少阳亦有中见，《经》虽不言明其从中见，而风火一气，火盛势必生风。故无论为传入证，为转属证，迁延至于末传，痉厥神昏、舌短烦躁，虽曰厥阴为之，实皆少阳为之也，人亦参以活法焉，可矣。

太阴之上，湿土治之，所谓本也，
本之下，中之见也，见之下气之标也解

肺、脾便谓之本，肺、脾之经络便谓之标，阳明谓其内容，便谓之本之下，中之见。本皆湿气治之，故谓其本为湿；标皆太阴主之，故谓其标为阴。标本一气，故太阴从本。从本着，以本为化也。

天地之气，阳与阴而已矣，阳气极盛，不曾有些须阴气，厕乎其间，谓之纯阳；阴气极盛，不曾有些须阳气与乎其内，谓之纯阴。纯阴者，太阴也。手太阴为肺，足太阴为脾，二者皆湿气治之，故皆谓之湿，而皆谓之土也。但脾之位卑，谓之为湿，人所易晓。肺之位高，谓之为湿，人所难知也。

不知肺为天之气，脾为地之气，天地不一其位置，天地实一其渊源。天涵乎湿之气，天非特天自能有此气，天气之氤氲，实皆地气之升腾也；地涵乎湿之质，地非特地自能有此质，地气之磅礴，实皆天气之固结也。

观乎天地之同一湿土，脾肺之同一湿土，不从可知乎？地之中层为湿土，附于湿土一层为燥金。湿土属诸太阴，燥金属诸阳明，二者同居中州，两相和合，原牟尼而一串也，如一物然。

自彼头言之，谓之湿土，自此头言之，谓之燥金，一颠一倒之谓也。太阴既为本气，本气里面所包容与本气为对待者，非本之下、中之见乎？阳明不从标本，从中见，太阴独从本者，天地间之物性，阴乐与阴合，自不乐与阳合也。

况进一步以求之，湿土为阴，燥金亦为阴，从本即从中见也。但阴阳有定气，阴阳原无定位，二者但就本气言之，固皆为阴。若就标气其言之，究竟阳明为阳、太阴为阴也。学者亦善会其意焉可矣。

少阴之上，君火治之，所谓本也，
本之下，中之见也，见之下气之标也解

　　心肾便谓之本，心肾之经络便谓之标，太阳为其内容，便谓之本之下，中之见。本皆火气治之，故谓其本为热；标皆少阴主之，故谓其标为寒。标本异气，故少阴从本从标。从本从标者，寒热兼见，俱有之说也。

　　手少阴为心，足少阴为肾，心处南方，谓之为火，人所易晓；肾处北方，谓之为火，人所难信。殊不知心于卦为离，肾于卦为坎，坎卦上下皆阴，犹之水遍满乎两大。

　　然非居中之元阳，为之大气盘旋，水亦难周流六虚，亘古今而无极。是遍满乎两大者水，而能使之周流乎两大者皆火也。此心肾皆属诸少阴而皆谓之火也。然火则火矣，而特谓之君火者，此中有绝大妙义。不铺陈言之，不能观其大全也。

　　人之一身，除火以外，为木土金水，木何以为木，亦赖火而有此木；土何以为土，亦赖火而有此土；金何以为金，亦赖火而有此金；水何以为水，亦赖火而有此水。夫木土金水，皆赖一火为之驾驭，犹之杲日当空，万物皆欣欣而向荣。天子当阳，万众皆欣欣而用命，其位至尊无对，故谓之为君而已矣。

　　自此君火一宣，而外此三焦之相火，下元之命火，亦与相助为理，煦妪而成一家，稍过便为壮火，不及便为少火，但少火能生气，壮火能食气。治少阴者，亦剂其过与不及，使之协于大中而已矣。夫少阴有本，本则为火，善治其火而便了；少阴有标，标则为寒，实关系人之性命。

观于《伤寒》一书，少阴独多死证，非死于少阴之热，实死于少阴之寒也。何也？少阴标气，原自为寒，再有外寒与之附和，是为寒上加寒，肾中一点元阳必不能支，无论四逆汤、附子汤为补火之妙剂，即茯苓之导水、吴萸之扶木，无非从他面盘旋，使此一点真火，不至汩[1]没于纯阴冱[2]寒中也。

少阴之中见为太阳，太阳本寒而标热，少阴本热而标寒，两两针锋相对，太阳之本寒最易黏带少阴之标寒，太阳之标热最易黏带少阴之本热。太阳本寒，夹有少阴标寒，但治其阳而不治其阴，难望真精胥畅；太阳标热夹有少阴本热，但治其表而不治其里，难望内火毕宣。太阳本寒，不曾夹少阴标寒，使治寒太过，邪必由寒而化热。太阳标热不曾夹少阴本热，使治热太过，邪必由热而化寒。

太阳为一身外藩，八万四千毫毛，与空气相为往来，亦与邪气相为晋接。太阳伤寒，太阳伤燥，使寒燥之气太重，必引动足少阴之水气与之附和；太阳中风，太阳中火，使风火之气太重，必引动少阴之火气与之盘旋。水气一动而泣涕俱出，火气一动而烦满交加。头头是道者，亦处处皆通，惟在细心人徐为领略，难以口舌传，亦难以笔墨传也。

---

[1] 汩（gǔ）：音"古"，沉没。
[2] 冱（hù）：音"互"，冻结。

厥阴之上，风气治之，所谓本也，
本之下，中之见也，见之下气之标也解

心包与肝便谓之本，心包与肝之经络便谓之标。少阳为其内容，便谓之本之下，中之见。本皆风气治之，故谓其本为风，标皆厥阴主之，故谓其标为阴。标本异气，故不从标本从中见。从中见者，以中气为化也。

手厥阴为心包络，心主生血。足厥阴为肝，肝主藏血。心处乎上，以所生之血温肌肉而充皮肤，循经之血也；肝处乎下，以所藏之血灌诸阳而渗诸阴，守经之血也。使上焦之血不能养心，下焦之血不能养肝，驯至于髓海枯、血海涸，犹得成为厥阴乎？厥者，尽也，言阳气之剥尽也。剥床[1]于足，剥床于辨，剥床于肤，几如未食之硕果；酉会消天，戌会消地，亥会消人，酷似未开之鸿蒙。

然虽曰阴之绝阳，究竟阳藏于阴，乾遇巽而巽虽断，地逢雷而雷将升。邵子云：冬至子之半，天心未改移，元酒味方淡，黄钟音正希，斯言得之矣。厥阴主风木，中间为少阳，少阳火也。以木而从乎火，犹之以母而亲乎子也。

故厥阴伤寒，消渴，气上撞心，心中痛热，饥不欲食等证，亦只病及其本经，非必急急与少阳为难者，乃楚人亡猿、祸延林木，城门失火、灾及池鱼。厥阴之火一动，少阳之火即随之而炎，发痉发厥，发烦发渴，表里上下，皆成燎原矣。

然理以反观而始见，证以互勘而愈明，木为枯燥之木，故畏见少

---

[1]剥床：指残害忠良或迫身之祸。

阳；木为湿润之木，又喜见少阳。观于厥阴寒邪，口吐涎沫、脉细欲绝、肢冷身凉，得见往来寒热、胸胁苦满等证，反为吉兆，何也？厥阴之木沉于九重渊底，最难煦其寒冷之气，今得少阳之火与之附和，虽曰以阳济阴，实阴出之阳也。《伤寒》注曰：厥阴病衰，转属少阳为欲愈，其即此意也夫。

按：厥阴少阳，虽分两气，实出一源。离厥阴而言少阳，阳不兼乎阴，便不得谓之少阳；离少阳而言厥阴，阴不兼乎阳，便不得谓之厥阴。

两经原牟尼一串，厥阴之厥热胜复即少阳之寒热往来，厥阴之气上撞心、心中痛热即少阳之胸胁苦满、心烦喜呕也。

治病者若认不清畔界，将此之盘针一差，径途迥别，其变犹不可胜言者矣。

太阴湿土说

客有问于余曰：太阴气至，发为䐜胀，何也？

余曰：太阴属脾，脾属土，土有主气兼有诸脏辅气，与阳明胃为夫妇之脏，与少阴火为子母之脏，与厥阴肝、太阴肺为兄弟之脏，阳奇阴偶，相与眷属一家，以出入天地之造化，吐纳水谷之精气，居中央而运四旁，何有坚大如盘，撑胀异常之为患乎？

奈六画皆坤，十月无阳，本脏原属湿区，复又引时令之湿，与水谷之湿相遇聚会而逞雄，向所为眷属一家者。阳明不为之化燥，少阴不为之益火，肺不为之开通，肝不为之疏泄，遂致有入无出。排脏腑，郭胸胁，而诸胀证纷来矣。

客曰：太阴腹满，既闻其说矣，太阴吐利腹痛，亦有精义乎？

余曰：脾胃同居中州，腹干乃其部也，胃属阳，脾属阴，标本异气，盛衰无常。其人阳盛于阴，则邪归阳明，其吐利形状譬如釜下火太旺，釜中水决裂四出，此自系热证，与脾土无干；若阴盛于阳，则邪归太阴，其吐利形状譬如极敝烂之布囊，东西一点承受不得，不从上露，即从下露，溃散几不可收拾，非用理中四逆，何以缝固其囊乎？

太阴腹痛，其证最繁，试举其极难辨者言之。湿者，水也，水盛必克火，水深必灭木。水来克火而痛，谓之悸痛；水来灭木而痛，谓之悬痛。悸痛者在膈间，悬痛者在胁下，二者皆惑人之病也。

悸痛、怔忡、惊骇，甚则烦杂无奈，医者率视为虚痛而用补益，否则视为火痛而用寒凉。岂知心位正阳，阳虚无以行水，水多反来郁火，心被水围，因而怔忡、惊悸、烦杂、无奈，此正由水盛，而非由火盛也。

悬痛者，胁下聚饮作痛也。胁处半表半里，为阳去入阴之道路也，暑湿之邪，留恋上中两焦，久而莫愈，以致关节之地，往来滞涩，牵行作痛，断不可视为少阳伤寒而用柴胡。惟以香附旋覆花汤逐其胁下之饮，而病如失矣。

客曰：湿之病状，竟如是之纷繁莫纪乎？

余曰：子何见之浅也！余前所言，只略举其大端，犹未胪[1]举其全。若举其全而凿凿言之，则更仆不能终矣。

客曰：试言其略，可乎？

余曰：张长沙长于伤寒，寒之正病知之。凡由寒而出入者，亦莫不知之；刘河间精于治火，火之经病晓之，凡由火而变化者，亦莫不晓之。余欲极湿之出入变化，为此证大开生面，虽不敢谓悉中微茫，窃愿举夙昔之所经者，为子略陈焉。

今之言湿者，莫不曰"长夏"也，夫但举长夏之湿为湿，正其不知湿者也。湿于五行为土，土苴万物，金木水火，无所不包；土总四时，春夏秋冬，无所不备。

夫厥阴、少阴，木火司令也，湿时未至，湿或先来，阳明太阳燥寒行气也。湿时已过，湿或隐伏，医者执春温、夏暑、秋凉、冬寒之说，以为探骊得珠也，而不知飞鸿已翔于寥廓，弋者犹视于薮泽，其凿枘[2]早自不合矣。

夫湿窜于头必眩晕，湿丽于身必沉重，湿流于足必肿痛。湿者，水也，水有五水；湿者，饮也，饮有五饮。湿证变淋，湿证变疝，湿证变

---

[1]胪（lú）举：音"卢"，列举。

[2]枘（ruì）：音"瑞"，榫头。

痿，湿证变浊，以及疟痢疸痹，吐衄崩带，疹痘杨梅，极万有不齐之数，固皆不出湿之范围矣。

客曰：湿之变繁如此，何从而辨之？

余曰：亦不难辨也。湿为阴邪，脉来必不浮，亦不大，或弦或细或缓。

现证面目黄，舌苔白滑甚则灰，头痛或兼眩晕，身痛或兼沉重，身热自汗或稍恶寒，胸痞不知饥，口渴不欲饮，心下悸，腹时痛。虽恶寒似伤寒，但伤寒无汗，此则有汗；汗出似中风，但中风脉浮缓，此则脉沉缓；口渴似温证，但温证能饮，此则不能饮。

既反覆以求其真，复对勘以辨其似，邪亦何能遁其形乎？

太阴传入厥阴说

温热末传，往往痉厥神昏，舌短干呕，其为厥阴见证明甚。足太阴脾，湿土纯阴脏也，与少阳火似风马牛不相及，然湿之传化，各随其人之寒热。

其人素偏于寒，则湿从寒化而陷入少阴，形寒嗜卧，脉细肢厥；若素偏于热，则湿从热化而窜入三焦，三焦为火，加入外来湿邪，如火上加油，火气夹水气而愈烈，水势借火势而愈张，两两和合，两两沸腾。上走手厥阴家，如云蒸霞蔚，而神为之昏；下走足厥阴家，如日炙火熬而肝为之燥，神昏则渐不识人，肝燥则筋似不活。比之温热末传，其情状固不甚相悬也。

医者，不必待其已到厥阴而后调治，当其邪在少阳湿热交战之时，即审量湿热之偏多偏少。假令湿有七分，热只二分，则与以刚中之柔；热有七分湿只二分，则与以柔中之刚。若湿热两停，用药亦刚柔两平。然此中有讨巧法，为余夙昔所治验者，试合首尾而确凿言之。

太阴发火，原属阴火，虽曰阴火，火势至熏灼之时，竟能口伤烂赤，小水浑浊。阴火酷似阳火，然虽似阳火，推其觞之始滥，究竟从阴分而来。夫既从阴分而来，则湿为其本，热乃其标也。余以为斩草要除根，擒贼要擒王，无论湿热两停，固宜用刚远柔，即热有七分，湿有三分，当参用柔药者，亦可与以刚中之柔。

盖湿能留热，热不能留湿，偏去其湿，即所以偏去其热也。然非胸中有竹，眼底无花，虽湿热当前，亦不知湿热为何物。即略知为何物，而湿热之多多寡寡，亦茫然无所低昂，用药毗刚则添刚病，毗柔则添柔病，刚柔互换，阴阳两亏，日复一日，而病遂不支矣。

风温、温热、暑热、湿温，四者均有痉厥、神昏、舌短、干呕等证，吴氏概主以清宫等汤，然风火阳邪，阳和以阴，诸药自是不祧之品。暑湿两邪，为阴中有阳，阳中有阴，亦以此汤沃之，揆之于理，终不甚合。余主以渗湿解结汤，屡试屡验，故特别白言之。

再，此证牙关紧急，口难于言，果察其人舌滑不渴，即渴亦不多饮，胸痞不食，即食亦中停不下，虽口伤烂赤，小水浑浊，热邪极盛，用清不如用下，不妨放干姜、二丑，使行泻一两次，盖湿热蒸围，天君被困，立刻有闭脱之虞，大开幽门，放水下行，斯揆云雾而见青天矣。

太阴传入少阴说

太阴居外一层，如鸡子之白；少阴居里一层，如鸡子之黄。太阴旺在戌亥，与阳明对垒；少阴旺在子丑，与太阳对垒。太阴司天，为湿气下临；少阴司天，为热气下临。两经划疆而王，夫亦何相干涉乎？然楚人亡猿，祸延林木。太阴虽在外，而肾之五液，原为太阴所输将；少阴虽在内，而脾之真精终，归少阴所执掌。

况太阴属土，若无肾水以济之，则土为敦阜之土；少阴属水，若无脾土以制之，则水为泛滥之水。太阴属土，若无君火暖其土，土终成为卑监；少阴属火，若无湿土济其火，火卒归于浮游。两经原牟尼而一串，蝉联而一气也。

然两两相因者，实处处不同。有太阴证未罢，而传入少阴者；有太阴证既罢，而传入少阴者；有太阴太虚，而侵入少阴者；有太阴太虚，而滔入少阴者；有太阴本寒，而从少阴寒化者；有太阴本热，而从少阴热化者。分之虽有万派，合之只是一源矣。

夫手少阴为离，足少阴为坎，坤与离合，从火化而为热；坤与坎合，从水化而为寒。少阴热邪，口燥咽干，舌唇生疮，心烦不眠；少阴寒邪，干呕奔豚，心悸，小便不利。热宜导赤、泻心、黄连阿胶等汤，寒宜鹿附、真武、茯苓、桂枝等汤矣。

太阴传入少阴，从水化者多。水为客水，宜放其水；水为真水，宜暖其水。俾君火之权有主张，生阳之气有发宣，戊癸合德，阴阳互根。手少阴停水谓之心水，足少阴停水谓之肾水。心火由于火虚不能行水，肾水由于阳虚不能制水，二者均宜温药和之。

但治上焦之水以逐水为主，治下焦之水以暖水为主。夫同此一水，而一逐之一暖之，何哉？盖心者，火也，水来克火，此正由水盛，故散水即所以补火；肾者，水也，而宰之者火也，水来侮火，此正由火衰，故补火即所以制水。

然证有千端，法有万变，上焦宜逐水，倘水为虚水，何必不可补；下焦宜暖水，倘水为贼水，何必不可逐。既神明于规矩之中，复变通于规矩之外，而治少阴之能，毕矣。

再，水寒之气，由阳部而注于经，必身热脉沉；由阴部而注入骨，必身痛腰痛。寒湿停在下焦，少腹坠而尻脉酸；热湿停在下焦，舌白腐而肛坠痛。

肾主两便，小便停湿而不利，大便积水而滑下。肾主五液，阳虚不能摄唾，阴寒时欲吐水。他如少阴发淋，少阴发疝，少阴带浊，少阴溺血，有握发难穷其变状者矣。

再，煦万物者莫如火，火而渊源于水，火之真精方畅；泽万物者莫如水，水而渊源于火，水之涨力弥张。一而神者两而化。天地亦何有缺理乎？奈人自受生以来，火在上而陷于下，水在下而泛于上，水火两不安其位，火在上而败于上，水在下而枯于下，水火各不举其职，人莫不曰此阴阳不互宅也。

其说亦大近于理，不涉门外汉之谈矣。然吾观河图神数，一六居北，二七居南，南北中间为五与十所居之位。夫此五与十者，何也？即撑持宇宙之大地也，一六水之发源者在此，二七火之得气者在此，土与水火原有两相和合之妙，讵其迸入云乎哉！

再，太阴湿土克少阴肾水，此理明甚。余于两经相合处，偏说得十分关切，见医道无穷，业此道者不可故畦自封也，其实少阴证得戊土之化，无有不得生者，须知。

太阳系在太阴说

太阳寒水为外面之水，太阴湿土为内容之水。寒为水之气，湿为水之质也。证太阳而脉太阴，为系在太阴；脉太阳而证太阴，亦为系在太阴。系在太阴者，由太阳而传入太阴也。

但系之情状变迁不同，阳大而阴小，以大加小，谓之无情之系；阳外而阴内，以内引外，谓之有情之系。阳去入阴，一入而不复出，是以阴锢阳。锢阳固谓之系，阴出之阳，一出而不复入，是以阳格阴。格阴亦谓之系，他如病在上而系在下，病在下而系在上，其种种形状，有罄南山之竹，而难纪其数者矣。

夫先伤于寒，后伤于湿，是由寒壅湿，面黄目黄身亦黄，宜茵陈五苓散；先伤于湿而后伤于寒，是由湿生寒，身痛腰痛髀亦痛，宜白术附子汤。太阳伤寒并伤湿，太阴伤湿并伤寒，阴阳两伤表里兼病，宜麻黄连翘赤小豆汤、桂枝去芍药加茯苓白术汤。

太阳伤寒，汗之太过，阳虚阴乘，心下悸者，桂枝甘草汤；脐下悸者，茯苓桂枝甘草大枣汤。发汗则动经，身为振振摇者，茯苓桂枝白术甘草汤。太阳伤寒，下之太早，里虚邪陷，呕而发热者，半夏泻心汤。胁下有水气，腹中雷鸣下利者，生姜泻心汤。从心下至少腹，鞕满而痛不可近者，大陷胸汤。

推之湿为寒湿，附子理中汤。湿为时湿，藿香正气汤。湿为风湿，桂枝附子汤。湿为暑湿，清暑益气汤。湿为虚湿，升阳益胃汤。湿为秽湿，苏合香丸或走马汤。又何论雾露之湿，川泽之湿，水谷之湿之昭昭在人耳目间也哉！

夫太阳者，巨阳也，即鸿荒肇造，浑浑沦沦之元气也，试立乎天之下地之上，而东西南北望，凡日月转旋，山川流亘，与形形色色，璨呈于当前者，莫非巨阳之气所充周，而巨阳里面所包裹者，即太阴也。譬诸树然，太阳为树之皮，太阴为树心，皮烂未有不伤及于心者，然则太阳表气一动，三百九十七法，莫非由此而变矣，独系在太阴乎哉？

阳明陷入太阴，太阴转属阳明说

陷入者，先陷而后入也；转属者，先转而后属也。陷入如高岸之为谷，转属如幽谷之迁乔。陷非遽陷，阳明克伐太过，斯正气不支；转非遽转，太阴调养得宜，斯邪机向外，正气不支，而阳明之高，沦于太阴之卑矣；邪机向外，而太阴之卑，达于阳明之高矣，

然而混以视之，不得也。阳明位居申酉，如男正位乎外；太阴位居戌亥，如女正位乎内，为敦阜，为卑监，性质不同，或主入，或主出，事权各异。煤万物者莫如火，燥虽非火，而燥必化火；润万物者莫如水，湿虽非水，而湿每夹水，二者之各有所偏，俨然天缺乎西北，地缺乎东南矣。然而歧以视之，不得也。

阳明为胃，胃猎物而输于脾；太阴为脾，脾散精而助乎胃。艮土得坤土之润，万物毕献菁华；阴枢借阳枢之权，五脏并增光焰。刚柔和德，夫妻同心。而阳明之中有太阴，合同而化矣；太阴之中有阳明，迭相为经矣。

然而阳明有专长，不验之昭昭者不知也。人身有四海，胃又为四海之海。《经》曰：五脏皆禀于胃，胃者，五脏之本也。脏气不能自致于手太阴，必因于胃气乃能至于手太阴。故病甚者，胃气不能与之俱至于手太阴。则真脏之气独见，独见者死。又曰：凡阳有五，五五二十五阳，所谓阳者，胃脘之阳也。夫二十五阳，实归根于五阳，而五阳又归根于胃脘之一阳。

然则阳明也者，其殆五脏六腑之橐籥也，然而太阴有妙义，不想入非非者不知也。《经》曰：脏真濡于脾，脾存肌肉之气也。又曰：脾脉者，土也，孤脏以灌四旁者也。太过则令人四肢不举，不及则令人九

窍不通。名曰重强。可见阳明为人身之橐篽者，而太阴亦为人身之玄牝矣。

然而阳明太阴不对待言之，其功不著也。夫同此一邪，从阳明燥金而化谓之热湿，从太阴湿土而化谓之寒湿。热湿之邪每伤气，寒湿之邪恒伤形。热湿布三焦，治从辛凉；寒湿附太阳，治宜辛热。一而神者，亦两而化，而治阳明者，宜知其化燥矣，治太阴者，宜知其兼寒矣。

然而阳明太阴不交互言之，其用不神也。从阳化者热，未始无寒之与伍；从阴化者寒，未始无热之与邻。故阳明中有太阴，治兼和阴；太阴中有阳明，治兼和阳。然此中有权宜法，为余夙昔所治验者：湿为本，热为标，偏去其湿，即偏去其热。而治阳明兼太阴者，当知所变通矣；治太阴兼阳明者，当知所趋重矣。

脾胃者，土也。土为湿土，属在太阴；土为燥土，属在阳明。湿盛生寒，必兼太阳寒水；燥极化火，必兼少阳三焦。寒化之至，则入于少阴肾矣；热化之至，则入于厥阴包络矣。治此证者须审其从何而化，知其所化，一了百了。

再，此证余虽云偏去其湿即偏去其热，但病证多端，倘湿邪末传，医用阳药将湿燥净，只留热结独存，亦须退热存阴，学者勿刻舟求剑也。

少阳太阴合病说

少阳司天，热气下临；太阴司天，湿气下临。两者原相冰炭，况少阳气胜地上，太阴质凝土中，又如参商之不相见面，何由相助为虐乎？然少阳主火，火者，天之气也；太阴主水，水者，地之气也。天气得地气若薪炭加麻油，地气得天气若釜上架蒸笼，天地迭相为魔，水火交相为害，而诸合证毕现矣。

有少阳太阴两衰，而邪从寒化者；有少阳太阴两盛，而邪从热化者；有少阳不解，进入太阴者；有太阴不解，进入少阳者；有湿热往来相循，而邪陷于三焦气分者；有湿热团聚不散，而邪陷于阳明营分者；有湿热交战，而木火与之相附者；有湿热两败，而胆火与之为难者。试一一言之。

其谓少阳太阴两衰，而邪从寒化者何？《经》曰：三焦者，决渎之官，水道出焉。脾者，仓廪之官，五味出焉。倘或三焦不能行水，中焦不能散精，水谷之入于胃者，率皆停中不化，逆于胃，必作吐；溜于脾，必作泻，上下两脱，内外无阳而面渗息冷，恶寒身倦之变证蜂起矣。此少阳太阴两衰而邪从寒化者之一说也。

其谓少阳太阴两盛，而邪从热化者何？足少阳属木，手少阳属火，足太阴属土，木生火，火生土，三者聚合而为一家。倘其人肝性不藏，火土太燥，不独周身经络全从热化，即脏腑之主藏精者，亦如日炙火熬，浮游焉而归于尽。盖湿得热而发，火得木而恣，阴火有似阳火者矣。此少阳太阴两盛，而邪从热化之一说也。

其谓少阳不解，进入太阴者何？释家风轮主持大地，盖以土得木而疏也，奈诸其膹郁之人，小有不平，便发大怒，两胁欲举，腹胀如鼓，胀极作痛，痛有头足，此无论为敦阜之土，为卑监之土，固皆风轮之不转，有以招其尤而取其灾也。此少阳不解，进入太阴之一说也。

其谓太阴不解，进入少阳者何？太阴为湿土之脏，湿重必化水，水多必灭火，湿郁必生热，热极必焚木，灭火者阴邪，焚木者阳邪也。阴阳迭肆，充斥于膜原之地，外而口苦咽干，内而呕吐烦悸，柴胡之证遂呈矣。此太阴不解进入少阳之一说也。

其谓湿热往来相循，陷于三焦气分者何？太阴发火，原属阴火，虽曰阴火酷似壮火，火壮则金囚，金囚则木横，木横则痉厥神昏，舌短烦躁，非其照著不可掩者乎。此湿热往来，相循陷于三焦气分之一说也。

其谓湿热团聚不散，陷于阳明营分者何？夫热胜于湿，则邪在三焦；若湿盛于热，则邪归阳明。阳明主胃，胃有结热，由上脘而熏胸中，必入暮谵妄；阳明主肌肉，肌肉有隐邪，由肌里而蒸皮外，必发斑发疹。虽胃与心隔，然湿热蒸围，心阳自难宁居也，此湿热团聚不散，陷于阳明营分之一说也。

其谓湿热交战，木火与之相附者？夫虎啸则生风，龙吟则云从，物类自然之势也。今上焦之热得中焦之湿，为之后殿，而热者益热，以一热引众热，自行动厥阴之热与之聚类而逞雄，或呕吐涎沫，或下利清水，火邪上下充斥，殆所谓厥攸灼叙，弗其绝者乎。此湿热交战，木火与之相附之一说也。

其谓湿热两败，胆火与之为难者何？夫物必先腐也，而后虫生之，今湿热交争，两败俱伤，胃津被劫，舌光如镜，胆火上攻，其见证胸闷欲绝，干呕不止，宜存阴平肝，两去其邪矣。此湿热两败，胆火与之为难者又一说也。

总之，少阳为由阳入阴之道路，太阴为中原用兵之战场。少阳外叛，中州必动夫干戈；太阴内溃，邻贼益生夫觊觎。医者其无忽于少阳之来路，太阴之去路，斯为善战之帅矣。

时令之湿

时令犹月令，天之所以按时行令也。水入土中曰湿，水本属阴，入于土中为阴中之阴，故属太阴。湿之本质为土，湿之内容为水，湿从水化，谓之正化；湿从火化，乃对化也。夫从水而化，理犹易晓，从火而化，此中有绝妙巧思，不想入非非难知也。

人莫不谓木能克土，土中不可有木。余则以为土得木而克，亦得木而疏，土中万不可无木，观诸苍苍者之造物可知矣。夫霜降以后，大寒以前，太阴行令，此时天寒地冻，气象愁惨，万物生意，尽退藏于九重渊底。迨由太阴而厥阴，一阳萌动矣；由厥阴而少阳，三阳开泰矣；到得午未两会，湿得热抟，热合湿蒸，草木扬芳，山水如画，宇宙间成一极繁华之场。

然利与害相因，祸与福同门，云行雨施，与人无涉也，而人不支矣；烟笼雾锁，与人无干也，而人被困矣。所以然者，湿非能伤人，缘人脏腑先自成湿薮，以内湿引外湿，湿遂辐辏而来矣。

水谷之湿

水谷之湿，合贫贱富贵而无境不有，合男女老幼而无人不有。亦如时令之湿，遍满于宇宙间也。《经》曰：饮入于胃，胃游溢其精气，输之于脾，脾气散精，上归于肺，肺为之通调水道，下输膀胱。是水谷在外，只为草木之菁华。用入于胃，即为脏腑之菁华也。

观于两神相搏，合而成形，谓之曰"精"；谷入气满，淖泽注于骨，谓之曰"液"；中焦受气，取汁变化而赤，谓之曰"血"。腠理发泄，汗出溱溱，谓之曰"津"。诸物命名虽不同，而其为水谷之化则无不同也。

奈肝气闭郁者，不克传化夫水谷；脾阳不振者，不克磨化夫水谷；命火不宣者，不克蒸化夫水谷。由是水谷之为水谷，不能上焦开发，熏肤充身泽毛，如雾露之溉，惟是与肠中之汁，胃底之脂，与夫表里上下之饮，相与和合而为一家，而从阳化者，谓之"阳明证"矣；从阴化者，谓之"太阴证"矣。

雾露之湿

雾露皆地气之上腾者也，重者为云，轻者为雾，大者为雨，小者为露。观雾露之湿，而云雨之湿可类推矣。地气由下而升，天气自上而降，两气相抟则为雾露。雾为臭雾，多兼秽浊，宜以芳香化其浊；露为冷露，多兼水寒，宜以辛温胜其寒。

此等邪气，四时皆有，夏秋居多，以夏秋正行湿令时也。人有冥行于昏雾四塞之中者，有酣睡于露冷风凄之地者，其在元气不亏之人，率皆完全无害，照常无恙；元气稍虚，或烦劳伤中，或饥疲不支，雾露之湿每从空空洞洞中人于不及知。表阳虚者，由毛窍而入；里阳虚者，由口鼻而入。由毛窍而入，皮毛、肌肉、经络、关节为受湿之区；由口鼻而入，五脏六腑为受湿之区。

表伤必麻木痛重，寒热眩晕；里伤必胸痞肚胀，上吐下泻。或曰雾露之湿为清湿，多伤在上焦，法宜汗解，而亦不必拘也。六气伤人，类皆随人之虚实而化病，人之虚实无定，邪之伤人亦无定。若以上焦宜汗之说，印定后人耳目，在心境稍活者，或知所变通，心境稍滞者能不刻舟以求剑乎？是以君子恶夫画也。

川泽之湿

　　流者为川，潴者为泽，皆湿之附丽在地者也。彼夫江海潮汐，田园灌溉，非泽川而类于川泽者，皆可以作一例观。其伤人也，或其水藏毒，误用其水而伤者；或其地太寒，久居其地而伤者；或峦烟岚瘴，误触其气而伤者；或有汗出，浴水而伤者；或有中途涉险而伤者。旧说以川泽之湿为浊湿，多伤在下焦，未免太拘。

　　然近水者土必薄，其多湿疥、湿癣、麻风等证，固不消说；近水者水必多，其多胸痞、腹满、吐泻、痛胀等证，理尤晓甚。医者察其色，按其脉，审其人，果伤在皮毛，以苍柏破顽散主之；伤在经络关节，以渗湿和表汤主之；伤在脏腑，以渗湿解结汤及大小五虎汤主之。若执浊湿之说，但以分利为主，其毋乃胶柱鼓瑟也乎！

秽浊之湿

臭味之太别者，秽也；垫溢之太甚者，浊也。秽如鲍鱼之肆然，浊如黄河流然。极而言之，凡空其所不到，日光所不临者，皆可以秽浊名之也。其时地不一般，其形质不一等，其中伤人亦不一类。有深入不毛，触残山剩水之气而伤者；有误入隐僻，触荒丘古庙之气而伤者；有连岁干戈，多年荒旱，枯骨遍野，道殣相望，触糜烂之气而伤者；有瘟疫太兴之年，各乡各村沿门合户，老幼传染其气而伤者。

他如恶露之溪，混沌之厕，粪弃之堆，与夫人之狐臭、歪疮、败血等，皆冥冥中之藏有杀气者也。但人之脏腑中本无秽浊者，虽遭外之秽浊，受伤犹浅；脏腑中本有秽浊者，再加外之秽浊，被害实深。所以然者，两阴相合，譬如以涂附涂，一线之正气必不能支矣。

夫人体之健全赖乎胃气，以胃气之强者，与秽浊之轻者遇，犹之乎镜面洒尘，岂不少垢，一拂拭而遂明；以胃气之弱者，与秽浊之重者遇，其一病不起者无论也。即或胃气犹克支持，表面不作寒热，里面不衰饮食，而疫疠之邪，早从口鼻而伏于膜原，遇秋历冬，阳气伏而阴气亦伏，到得春夏两令，阳气鼓动于中，邪气之伏于内者，始局蹐而不自安。

然阴性黏腻，阳欲进而阴不欲退，邪正必交争，交争必互拒，向之卫气不失其常度者，今则尽失其常度，其偏于表者必作寒热，偏于里者必衰饮食。医者执春温夏热之说，治以辛凉佐以甘寒。岂知飞鸿已翔于寥廓，弋者犹视于薮泽，早知凿枘不合矣。吾不敢谓春夏之必无温证，但执时令之说，谓绝无前年之伏湿厕乎其间，则吾断断乎不敢信也。

伏气之湿

乾遇巽之月窟伏也，地逢雷之天根亦伏也。但藐而言之曰，伏必其气之未甚显张也。况湿为阴邪，其质多腻，其性多险，不惟好伏，而且善伏。然察其情状，亦不过藏器以待，非一伏而不复发者比。其伏之也，不独瘴疬之湿，秽浊之湿。好与我为难，即时令之湿，水谷之湿，雾露之湿，川泽之湿，俱属宇宙一派清气，亦往往固结而不得解，黏腻而不得开，是果造物者之无情乎？何其好杀人之甚也！而非也。

自开辟以来，但闻天地好生人，未闻其好杀人也，人身亦小天地，人身不类于天地，天地乃以其好生人者而转为好杀人，其不类处，亦非一端，或其阳不类，不如天地之善护；或其阴不类，不如天地之善藏，不护不藏，譬如慢藏海盗，冶容诲淫。浊湿之善污乎我者，窥我之不善护而伏之；毒湿之善戕乎我者之，窥我之不善藏而伏之。

彼时令水谷、雾露、川泽，本皆天地间卫生之具，似乎其不欲伏之，亦似乎不畏其伏之，而亦非然也。人身同乎天地，能如天地之善护善藏，诸湿物不啻我之膏粱文绣；人身反乎天地，不能如天地之善护善藏，则诸湿物乃我之魍魉魑魅也。

夫人当长夏之时，或当新秋之节，热湿寒湿交战于当前，其卫气之十分强者，虽有湿邪来侵，譬如逆风扬尘，邪反退避三舍；其卫气之十分弱者，则及时发作矣。然有一种卫气，强弱参半者，亦曾遭湿气浸淫，而水谷悍气撑持得住，表里上下尚能完全无害。然强中夹弱，诸湿邪每乘其些须之不振，投间抵隙而入，秋冬阳气潜藏，其蟠踞者自若也，到得纸鸢起，管灰飞，而一阳萌动矣。

邪之伏者，如以鼠见猫，岌岌不自安。但以久伏之阴，而遇暂来之阳，必恃强不服，不服则争，争则战，争焉战焉，狐兔失其故穴矣。其鏖战于皮肤者，以皮肤作战场；鏖战于肌肉者，以肌肉作战场；鏖战于脏腑者，以脏腑作战场。

其初湿未化热，舌白不渴，胸痞不饥，纯属阴寒。迨郁久成热，舌白而黄，胸痞而烦，阴中兼夹阳矣。医者见其有阳也，认为纯阳无阴之温证，投以凉药，凉药不应，不以为针芥不投，反以沉疴难起，往往听诸彼苍，令病者之束手待毙也，岂不冤哉。

脏腑自生之湿

人之一身，气有余便是火，气不足，便是水。脏腑自生之湿，非脏腑本无湿，而特地以生之也。脏腑本为运湿之所，乃气虚不能运湿，举凡守经之湿，循经之湿，遂皆停于各所管辖之地，固结而不可解。其停在阳分者，谓之阳湿；停在阴分者，谓之阴湿。总之，皆脏腑本有之湿，而非外面传来之湿，亦非旁面转生之湿也。

湿之形质多端，其转换亦难测。琐屑言之，水气篇之心水、肝水、肺水、脾水、肾水，痰饮证之伏饮、留饮、支饮、溢饮、悬饮，以及疟痢、疽痹、癥癖、疝瘕、吐衄、带浊，皆湿邪之出入变化，随地而易形。

余尝谓经络脏腑，如宇宙间三戏台一般，六气之邪如宇宙之傀儡一般，宇宙间之戏台千千万万虽不同，而其谓傀儡之登临者，则无不同也。医者须认定是某处戏台，某等傀儡，则用药攻打，自不至有治甲伤乙，治乙伤甲之变矣。

湿伤皮肤说

肺主皮毛，胃主肌肉，而皆统诸太阳。太阳者，皮毛肌肉之总领也。太阴属土，水入土中即湿也，二者本牟尼而一串。倘太阳表气不固，雾露之湿、川泽之湿、瘴疬之湿，皆得乘势而捣其虚。

清湿多伤在上焦，浊湿多伤在下焦，秽湿多伤在中焦。湿与风合，出汗而恶风；湿与寒合，无汗而恶寒；湿与温合，不独发热恶寒，而且身重胸满，两胫冷矣。

所谓清湿者惟[1]何？即湿之轻清上浮者也。《经》曰：清阳出上窍，又曰：清阳发腠理。人身之有清阳，正如白日清天，一段煦和之气，栩栩欲活，奈白露一降，黄雾四塞，人之撄其锋者，首为之裹，目为之蒙，耳为之肿，鼻为之塞，而且黏濡浸润，溃入皮而麻，溃入肤而痛矣。此雾露之湿伤人皮肤之实在情形也。

所谓浊湿者惟何？即湿之附丽在地者也，《经》曰：浊湿走下窍，又曰：浊湿归五脏。浊阴非必故引乎浊湿，而足太阴之脉发于隐白，足少阴之脉发于涌泉，足厥阴之脉发于大敦，以阴从阴，不啻以涂附涂，而伤及下者，始焉不过胫骨肿痛，积久不治，行将膝髌肿痛，而入中上焦矣。此川泽之湿，伤人皮肤之实在情形也。

所谓秽湿者惟何？即邪之中人昏仆于地者是也，此等疫邪，或在深山，或在古庙，臭恶之气由膜原而直走中道，猝然神昏，呼之不应，湿或兼寒，皮凉而肢挛；湿或兼火，身热而腹胀。《经》曰：诸寒收引，皆属于肾。诸湿肿满，皆属于脾。非其昭著不可掩者乎，此瘴疬之湿，

---

[1]惟：疑当作"为"。

中人皮肤之实在情形也。

太阴湿土与厥阴风木同病，谓之风湿。夫震坤合德，木土不害，令之和者也。奈湿气下临，兼有风邪相助为虐。风胜于湿，皮肤牵引作痛，甚则掣痛，不可屈伸，近之则痛剧；湿胜于风，皮肤肿硬作痛，甚则湿流污水，燥起白痂。

所以然者，湿善浸淫，风善游走，右左相移，上下相逐，如脉痹形状，故风欲行而湿为之留，湿欲停而风为之引，往往有终年累月，而莫能解者矣。此湿与风合，伤人皮肤之实在情形也。

太阴湿土与太阳寒水合病为之寒湿。夫湿从寒化，化之正者也。然太阳证，头痛、身痛、腰亦痛，而脉偏缓，手足反温，是谓系在太阴。系在太阴者，由太阳而传太阴也。夫由寒壅湿偏表者，有少腹满之小青龙汤，身黄之加减麻黄连翘赤小豆汤，传里者有足跗肿之鹿附汤，脊髀痛之加减白术附子汤。盖寒湿一气，故皆从一治也，此湿与寒合，伤人皮肤之实在情形也。

太阴湿土与少阳相火合病，谓之温湿。温湿者，温病兼湿，谓既有目赤耳聋之少阳证，又有身重胸满之太阴证。夫湿热两分，病犹轻而缓；湿热两合，病则重而速，观于湿热作痛、湿热作肿、湿热作黄等证，未尝不叹太阴发火。虽是虚火，而湿得热助，有甚于阳火之熏灼者矣，此湿与温合，伤人皮肤之一说也。

总之，湿伤三焦气分，必作麻木痛重，甚则疽痹；湿伤三焦血分，必发斑疹瘰痘，甚则杨梅；荣卫两伤，必寒战热炽，骨骺烦痛，甚则舌唇肿大，面目痿黄。医者察脉定证，照证拣方，其勿使湿气浸淫、皮肤作战场之地则得矣。

湿停经络说

手太阴肺起中焦，络大肠，行胃口，营臑内，入寸口，上鱼际，终大指，接次指。

手阳明大肠起次指，出合骨，行臑外，入缺盆，贯两颊，当下齿，夹人中，终鼻孔。

足阳明胃起鼻额，入上齿，环唇口，交承浆，循喉咙，入腹里，下膝膑，终足大指。

足太阴脾起足大指，循经膝，入腹中，上膈，夹咽，连舌，散舌下，注心宫。

手少阴心起心经，络小肠，夹咽，循臑下肘，循臂，抵锐骨，终小指。

手太阳小肠起小指，上臂骨，出肘内，入缺盆，上颈颊，入耳中，抵鼻，终目内眦。

足太阳膀胱起目内眦，上额，交颠，入耳角，络脑间，下项，循肩，抵腰，终足小指。

足少阴肾起足小指，出内踝，循后踝，上股，贯脊，夹舌，循喉咙，注胸中。

手厥阴心包起胸中，出胁下腋，循臑，入肘下臂，行掌心，终小指次指间。

手少阳三焦起小指次指间，循腕，出臂，贯肘，入缺盆，布膻中，入耳，终目锐眦。

足少阳胆起外角，上头角，下耳后，循颈至肩下腋，循胸循胕入足大指。

足厥阴肝起足大指，上内踝，入腘中，绕阴器，循喉咙，注入肺。

按大者为经，小者为络，人身之有经络，犹天地间之有水道也。治水者，不晓其水道，不能治其水；治病者，不明其经络，亦难治其病也。

湿为阴邪，最善迷漫，亦最善奔窜，如头痛、身痛、项背几几，湿停太阳也；而阳虚邪陷，脐悸、奔豚则由太阳而入少阴矣。目黄、身黄、眼底卧蚕，湿停阳明也；而阳陷阴凝，腹满跗肿则由阳明而入太阴矣。缺盆纽痛，胁下痞鞕，湿停少阳也；而宗筋不振，睾丸肿痛则由少阳而入厥阴矣。

阴阳传变无定，斯兼风兼火兼燥兼寒，自难以逆料，医者先审查湿之居何部位，再审查湿之从何而化，用药驱除自有准的矣。

湿流关节说

关为机关，譬则车轮之轴也；节为骨节，譬则车轮之辋也。湿流焉者，雾露之湿为清湿，其流也自上；川泽之湿为浊湿，其流也自下。脏腑湿停而滑，则以流为流；脏腑气虚而滞，则以不流为流。由关节而流筋骨，必痛烦；由关节而流荣卫，必寒热；由关节而流于头，必眩晕；由关节而流于足，必瘀肿；关节瘀于上，头倾视深，背折肩随；关节瘀于下，尻以代肿，脊以代头；关节瘀于中，曲伸不变，转摇不灵。

昔黄帝问于岐伯曰：人有八虚，各何以候。岐伯曰：以候五脏。黄帝曰：候之奈何。岐伯曰：肺心有邪，其气流于两肘，肝有邪，其气流于两腋，脾有邪，其气流于两髀，肾有邪，其气流于两腘。凡此八虚皆机关之室，真气之所过，血络之所营，邪气恶血固不得住留，住留则伤经络，骨节不得屈伸，必病挛也。

迄今由经之言思之，人身之有关节，犹之乎网之有纲，裘之有领，胸胁腹干全赖其撑持。倘湿邪浸润，入泽之灭乎木焉，性命攸关矣。独筋骨不用，病挛也哉。而经顾为是言者，亦以一雾露之侵，一饮食之过，脾阳偶为不振，诸湿邪遂投间抵隙而来。

吾观湿流太阳关节，发热、恶寒、项背几几则羌活胜湿汤之证也；湿流少阳关节，无寒但潮热、胁下时痛，香附旋覆花汤之证也；湿流太阳、太阴关节，脉沉而细、关节痛疼而烦、小便不利、大便反快，则五苓散之证也；湿流太阳、阳明关节，骨节烦疼、掣痛不得屈伸、汗出短气，或身微肿，则甘草附子汤之证也。

然有怪证为余所验者，两臂尖痛或肘尖痛，或臑内痛，投以渗湿和里汤加桂枝、防己而愈矣；两胯痛，两髀痛，两腘痛，投以渗湿和里汤加腹皮、二丑而愈矣。夫同一湿流关节，而上焦加桂枝、防己者，欲其从表作解也；下焦加腹皮、二丑者，欲其从里作解也。攻表攻里，各随势以施，而邪气有不退乎哉。

湿停脏腑说

脏者，藏也，藏精者也。腑者，府也，如人居之有府也。《经》曰：毛脉合精，行于四腑，腑精神明，留于四脏。是脏腑本为贮湿之所，亦何虑湿之有停乎？

然《经》又有云：五脏者，存精气而不泻者也，故满而不能实；六腑者，传化物而不存者也，故实而不能满。由此数语观之，脏腑虽为贮湿之所，而亦为运湿之所，不独外来之湿不得住留，即内容之湿，亦非一块死肉，而绝无所消息于其间者矣。

湿也者，即鸿荒肇造，撑持宇宙之大地也，其气发扬于上，为雨露，为霜雪；包涵于下，为溪湖，为川泽。而人以藐然之身，游焉食焉于其间，充皮毛而长肌肉，通荣卫而行阴阳，原非片刻所能离。

奈人之元气素虚者，上焦不能运水，中焦不能散水，下焦不能主水，而时令之湿、川泽之湿、水谷之湿，皆得投间抵隙，中人于不及觉。其从皮毛而入者，由经络而旁及于脏腑；从口鼻而入者，由膜原而直中于脏腑。而向为能运湿之脏腑者，今则为多留湿之脏腑。而诸从湿所化之证，层见叠出矣。

湿者，水也，水附于心谓之心水，《金匮》云：心水者，其身重而少气，不得卧，烦而躁，其人阴肿。盖心阳被郁，必身重少气。水来克火，必不寐烦躁。阳虚不能下交于阴，阴气不化，阴囊必肿大矣。

水附于肝谓之肝水。《金匮》云：肝水者，其腹大，不能自转侧，胁下腹痛，时时津液微生，小便续通。夫肝者，木也，水气凌肝，必传于脾，故腹大身重；肝气横于本部，故胁下作痛；横极必传，故引两腹亦痛；肝气上下冲突，水邪随之，津液微生，小便续通，非其见证之自然者乎？

水附于肺，谓之肺水，肺水者，其身肿，小便难，时时鸭溏。肺主气，亦主皮毛，气虚不能行水，水气渗入皮毛，必传为胕肿。肺为治节之官，治节不行，水气无所禀令，必乘势汛滥，停入膀胱，必作癃闭；停入大肠，必如鸭粪之清澈不贯矣。

水附于脾，谓之脾水，《金匮》云：脾水者，其腹大，四肢苦重，津液不生，但苦少气、小便难。脾属土，水来侮土，故腹大身重；津气生于谷，脾虚不能化谷，故阴阳两伤，液枯气少而小便难矣。

水附于肾，谓之肾水，《金匮》云：肾水者，其腹大，脐肿，腰痛，不得溺，阴下湿如牛鼻上汗，其人足逆冷而反瘦。肾者，水脏也，与心之水原互相为宅，肾虚不能上领心火之气，其阳必虚，阳虚阴必凝。阴凝，凡属在少阴部位，皆成泛滥之场，腹大、脐肿、腰痛、便闭、阴汗，几几乎溃烂而无可收拾。彼夫阳不下交于阴而足冷，阴不上交于阳而面瘦，犹其余波焉尔。

足阳明胃，体阳而用阴，阳明停水，敦阜变为卑监，不下降而反上逆，呕吐不止矣。

手阳明大肠为传道之官，水原不能停，其停焉者，必太阳不开，前阴之水悉走后阴，而下利不休矣。

三焦，决渎之官，原非停水者也，但三焦属少阳，阳不能决渎，所谓咳噫而喘，呕渴而满，小便不利，大便作泻，诸水证蜂起矣。

小肠者，受盛之官，化物出焉，其停水谓之小肠气，

膀胱者，州都之官，津液藏焉，其停水谓之水疝。

胆者，中正之官，决断出焉，其停水谓之悬饮。

夫脏为阴，腑为阳，阴阳原自异位，然湿为阴邪，其停如于脏者，谓之阴中阴，停入于腑者，谓之阴中阳。阴中阴谓之寒湿，阴中阳谓之热湿。既辨其虚实，复辨其寒热，而治法有不昭然若揭者乎？

湿证兼风说

湿藏于土中，风行于天上。两气之不合，有如相反之冰炭，非如他气之可合同而化也。然天地之间有湿之处，不必皆无风之时，况人之脏腑本有湿邪者，亦非皆不遇风者也，则湿证之兼风，断非余之臆说矣。

但既为兼证，即当审其所兼之偏多偏少而治之，亦当审其所兼之偏表偏里而治之。湿多风少治以刚中兼柔，风多湿少治以柔中兼刚，风湿两停治以刚柔交济。邪伤于表者，从表以疏其邪，桂枝附子汤；邪伤于里者，从里以撤其邪，去桂加术汤；表里两伤者，合表里以驱其邪，甘草附子汤。

然古人著书立说，亦只粗陈大略，非谓风湿证只有此数端，治风湿者只有此数法也。《经》有云：风湿交争，风不胜湿。夫风之能胜乎湿也，此理晓甚。《经》反云：风不胜湿。盖谓风为阳，湿为阴，自古阴阳交战，往往阴盛而阳衰，以示人当扶阳而抑阴也。

然余于此欲推广其说焉，湿盛时，风固不胜夫湿，风盛时湿亦不胜乎风。风不胜湿之证所在多有，湿不胜风之证亦数见不鲜。如湿从寒化，风亦为冷风，头痛，身痛，吐利，泄泻，此风之不胜乎湿者也；如湿从热化，风亦为温风，头眩，身重，痉厥，抽搐，此湿之不胜乎风者也。

夫风湿两分，以交争而为病；风湿两合，以交济而为病。交争为病，无论风胜乎湿，湿胜乎风，皆足以制命；交济为病，无论风助乎湿，湿助乎风，皆足以戕生。所以然者，风邪善行而数变，湿邪善入而迷漫，风每中人于不及防，湿每中人于不及觉，刚柔柔恶虽不同，而其致人于死，则一而已矣。

湿证兼寒说

湿为太阴湿土，寒为太阳寒水，一表一里，原分门而别类。湿为寒之质，寒为湿之气，有形无形，实异派而同宗。湿证兼寒，谓既有太阴湿土之温湿证，又有太阳寒水之寒证也。

但湿寒既蝉联而一气，其病证亦牟尼而一串。太阴里气太重，由湿而生寒者固多，太阳表气太重，由寒而壅湿者亦复不少。由温湿生寒，譬如长江大海，自是寒凉难耐；由寒壅湿，譬如天寒地冻，必有湿质内容。故单言湿而寒在其中，单言寒而湿在其中，二者如表立而影随也。

抑吾思湿者，土也，土苴万物，亦贯四时，其证或内或外，莫可端倪，如头眩身重，恶寒不欲去被，太阳之寒湿也；膈满胸痞，能食细不能食粗，阳明之寒湿也；胸中痞鞕，胁下刺痛，少阳之寒湿也；腹满而吐，食不下，时腹自痛，太阴之寒湿也；腹大脐肿，腰痛，阴下湿如牛鼻上汗，少阴之寒湿也；舌卷囊缩，少腹引阴痛，厥阴之寒湿也。

随境变迁，俯拾即是，如曰湿证惟病太阴，寒证惟病太阳，是刻舟求剑之所为，非能神明于规矩之外者也。

湿令旺在长夏，寒令旺在盛冬，按时定证，自是正法。然春月伤湿，夏月伤寒，往往较之正令而伤人尤多者。盖当其时而有其气，是伤于天地之常气，常则数见不鲜；非其时而有其气，乃伤于天地之异气，异则少见多怪。夫以不经见之证，在心境稍活者，或能知所变通，心境稍滞者，是直夏虫不可语于冰，井蛙不可语于海，其偾事也必矣。

余非敢好奇立异，南山有鸟，而故北山张罗，但欲为读书死于句下者开一活法，不得不远比近譬，痛发源流，虽不必悉中肯綮，而未始非引人入胜之助矣。

湿证兼燥说

湿者，黏濡之义也；燥者，干枯之义也。既病黏濡，似不能复病干枯；既病干枯，似不能复病黏濡。然湿盛于夏之末，燥起于秋之初，夏末为阳之始衰，秋初为阴之方来。移宫换商，淆乱百端。

少阳相火、少阴君火、太阴湿土、阳明燥金、太阳寒水五气杂至，如游山阴道上，五光十色，燦呈当前，医者几无处着手，然亦无所难也。少阳相火、少阴君火，总之皆阳也；阳明燥金、太阳寒水，总之皆阴也。太阴湿土，中处于二者之间。只视其所从化者惟何，湿从阳化，变为热湿；湿从阴化，便为寒湿。如堪舆家之寻龙，能识得龙之起祖处，开帐过峡，皆了然矣。

然五气之中，惟燥为难认。方中行谓燥无专气，犹之土寄王于四时，其说固非；喻嘉言作清燥救肺汤，指燥为火；吴鞠通著《温病条辨》，始以燥为火，继以燥为寒，其说模棱两可。余以为燥之病证虽难认，燥之景象则可观。

夫大火一流，群芳皆淡，凉飚陡起，万景皆消。潦水尽而寒潭清，烟光凝而暮山紫，天地之燥气如此，人之中乎燥气者，不从可知乎。然则湿之兼燥，亦湿从寒化之类也，但与太阳伤寒，微分轻重，用药勿如伤寒之峻，而即得矣，而何疑于众说之纷纷乎！

湿证兼暑说

湿证兼暑，名曰暑湿。暑湿者，即世所谓暑温也，与风温、温热两证，微有分别。风温为厥阴肝木用事，温热为少阴君火用事，皆纯阳无阴，药宜用柔远刚。暑温则太阴湿土、少阳相火，二者和合为病，阴中夹阳也。

夫夏至以后，遇三庚日，谓之三伏。人皆知三伏之日为阴气伏，而不知三伏之日为阳气伸；人即知三伏之日为阳气伸，而不知三伏之日为阴气宣。夫阳上阴下，此理昭然，而顾谓阴气宣者，兑现而巽伏之义也。

盖太阴湿土，其气虽藏地下，到得三阳开泰，地中阴气随阳气而尽宣于地上，阴宣于上，上面有阴，阴伏于下，下面有阴，上下皆阴，中间藏阳，故曰兑现而巽伏也。然虽曰有阴，亦为阳中之阴，阴之无阳不发，犹之水无火不宣也，水得火而愈宣，火亦得水而愈横。

夫是以土润溽暑，大雨时行，而暑湿成矣。人撄其气，头痛身痛，发热恶寒，谓之阴暑；身热口渴，汗出而喘，谓之阳暑。过时而病，谓之伏暑；积久不愈谓之暑瘵。火盛生风谓之暑痫。然亦略举其大概而已，若夫传表传里，伤荣伤卫，与夫夹虚、夹寒、夹痰、夹湿，则在临证者之随时变迁，而非余之所能逆料矣。

湿证兼温说

太阴湿土位居中州，譬如河图之数，五十居中，木火金水列在两旁，从右而旋为金为水而属阴，从左而旋为木为火而属阳。

余以为河图如此，天之湿亦类然。夏秋湿盛之时，每随其人之阴阳而化病。其人素偏于阴，则湿从阴化，为金为水，而属寒湿；其人素偏于阳，则湿从阳化，为木为火，而属热湿。夫寒湿，余曾言之矣。

热湿即暑温、湿温之义也，顾同一温也，而分暑温、湿温，其理甚微。热多湿少，先有热后有湿，湿从热而来，谓之暑温；湿多热少，先有湿后有热，热从湿而来，谓之湿温。暑温为阳中有阴，湿温为阴中有阳，阴阳两杂，药宜刚柔两停。然有权宜一法，欲奉商世之业斯道者。

《经》有云：有其在本，而求之于本；有其在标，而求之于标；有其在本，而求之于标；有其在标，而求之于本。可知从本从标，亦视乎骊珠之所在而已。

湿为热中之湿，偏去其热，即所以偏去其湿，譬之釜中之水太涨，由于釜底之炭太烈，撤其釜底之炭，而其涨自平；热为湿中之热，偏去其湿，即所以偏去其热，譬之灯上之焰太横，由于灯内之油太足，倾其灯内之油，而其焰自熄。

然虽为法外之法，亦必有治人，方有治法。倘无治人，而漫曰吾用法外之法也，吾恐胸中无竹，眼底有花，望风扑影，世之笑杨墨者，转又笑子莫也。

夫湿热之种类多端，而其传化又最奇。热多湿少，阳明病多，阳盛之至，每又阳明而窜入三焦；湿多热少，太阴病多，阴盛之至，则由太阴而传入少阴，邪阻脾窍，欲出话而不能，察其情状，宛似咽哑而痴聋。

湿堆贲门，欲下咽而不得，究其末传，或入隔食而反胃，舌光如镜，料知胃津被劫，干呕而烦，定是胆火上冲。

湿停胃口，后阴干枯，由后阴而走前阴，多成阴吹。

水结关元，下窍阻塞，由下窍而走上窍，每作心悸。

太阴传厥阴，上吐下泻，或霍乱而转筋。

阳明转少阳，身热口苦，或呕吐为清水，热往寒来，邪踞膜原而不去；肚堕尻酸，湿扰肾液而难堪。

湿流关节，臂痛腰痛，膝胫痛，难舍舟车与神佑。

水结皮肤，头肿，身肿，足跗肿，必用无择之控涎。

诸如此类，指不胜屈。学者每多望洋而叹。然能识得湿之真形状，任其东走西窜，总不出皮毛、肌肉、经络、脏腑诸范围，在表则治其表，在里则治其里，即时日久长之痼疾，亦可随攻随破，又何论于目前之琐琐者乎？

湿证夹虚说

湿证夹虚，爰有二端，或以湿而致虚，或以虚而致湿。以湿致虚，胃中先有湿邪，以致饮食日减，形容枯槁，面目黧黑，肢体懈惰；以虚致湿，脾中先有虚邪，以致水谷不化，舌苔滑白，胸膈痞闷，肚腹胀大。然二者虽皆为虚，皆虚中夹实，而非纯然虚证也。

其有一种虚证，烦劳伤中，中气下陷，虚阳外鼓，身热汗出，头痛耳聋，饮食减少，肢体懈惰，此纯然虚证，补中益气汤证也。

又有一种虚证，身热汗出，头痛耳聋，饮食减少，肢体懈惰，兼见顽固不化，两便失调，此清阳不升，浊阴不降，虚中夹湿，调中益气汤证也。

又有一种虚证，上证略具，但肢体沉重，大便滑泄，惨惨不乐，洒洒恶寒，此虚兼湿热，湿多热少，升阳益胃汤证也。

又有一种虚证，上证略具，但身热面赤，口渴心烦，不能任劳，劳则益张，此虚兼湿热，热多湿少，补中升阳散火汤证也。

夫以湿致虚，则湿为本而虚为标，本重标轻，先理其本，标重本轻，先理其标；以虚致湿，则虚为本而湿为标，本重标轻，先理其本，标重本轻，先理其标。两证皆夹虚，两证皆夹湿，湿郁必生热，始权宜于虚湿之重轻，继衡量于湿热之多寡，使轻重多寡，如五雀六燕，铢两悉称，而治虚湿之能事毕矣。

湿证肝水说

《经》曰：肝在天为玄，在人为道，在地为化，是化生五味，道生智，玄生神，天地间始有人类矣。自人不能善承夫天，或太过而戕贼此肝，或不及而枯萎此肝。玄神无气，脾土无权，不能助胃行其津液，而向之所谓以风轮主持其大地者，遂一望而皆成水魔矣。

风家末传，表已解，从胸腹至胁下痞满鞕痛，十枣汤之水也。暑家末传，无寒但潮热，或咳或不咳，胁下痛，香附旋覆花汤之水也。他如暴感寒湿，舌白不渴，当脐痛或胁下痛，椒桂汤之水也。脉弦紧，胁下偏痛，发热，大黄附子汤之水也。或少腹，或脐旁，下引睾丸，或掣胁下，掣腰，痛不可忍，天台乌药散之水也。

夫以能运湿之脏，而反为湿所乘，在不知其源流者无论也，就令知其源流，或以肝之横，而欲平肝，或以肝之萎，而欲养肝，以为人皆探骊，我独得珠也。

岂知魔神不去，眩神无权，邪气不净，正气不荣。有其在本，而求之于本，不如有其在标，而求之于标之为得也。治此证者，审其表证已罢，俾邪从里作解，虽曰肝无出路，用晋人取虞之计，假道于膀胱，借径于肠胃，斟酌于寒下热下二法，斯得矣。

湿证心水说

磅礴于地上者为水，包裹于地中者为土。水渗入于土中者为湿，是水为湿之前身，而土乃湿之原身也。心主南方离火，肾主北方坎水，水火互根，坎离交媾，二气相辅而行，以周流于五脏六腑十二经之间。固未尝见其为火，亦何尝见其为水也。

奈雨露川泽，湿气浸淫于外，饮食炙煿，湿物戕贼于中，兼之三焦不决渎，四渎不畅流，以致中州一处，洪水滔天，而心火位乎其上者，遂不能有倚泰山坐平原之势矣。火为水动必怔忡，火为水冲必惊悸，火为水逼必烦躁。

医者见其有火而用清凉，认其为虚而用补益，遂使湿愈停而愈固，热愈结而愈张，咽喉干痛，舌光如镜，口唇生疮，种种热证，迭起环生，而不可收拾。

然虽曰有火，其火从阴分而来，倘认为阳火，而用冬地等药，不惟其证不解，而反益寇兵而齐盗粮也。

当此万难措手之时，甚勿人云亦云，坐误事机，惟询知其脉证，是从太阴而来，即用渗湿和里汤，重加枳实、槟榔，不过一剂，而怔忡、惊悸诸证即应手而解。

湿证脾水说

湿证脾水，有湿证初赴，因循失治，而结成脾水者；有脾阳微弱，不能为胃行其津液，而致脾证蜂起者。然来龙虽不同，而其结穴则一也。

水入土中，乃名曰"湿"，水不啻其莲花之前身；少阳相火附湿而动，火不啻其护法之善神。三者和合，牟尼而一串，相与蒸腾津液，熏肤，充身，泽毛，如雾露之溉，五脏六腑十二经，乃各有所取携，以焕其光华。

三者失和，始焉相战，继焉相胜，终焉相离，水归水宅，自得其莲花之前身，火归火家，不为其护法之善神。此即河图五十居中，从阴而化，便为金为水，从阳而化，便为风为火也。

脾主四肢，腹干乃其部也，湿之初来，四肢时觉困倦，胸腹不甚畅快，积久不治，舌苔生白，饮食无味，身体寒热，头目眩晕。盖湿之质虽在土中，而其气弥漫于天下，故见之上下三焦皆有其形状，而昭昭不可掩也。

且太阴为阴中至阴，沉寒宿冷层层包裹，譬之六画皆坤，十月无阳，虽有火证，不过少阳之傀儡。医者但见其五光十色，照耀当前，遂抬西江之水，泼去其傀儡。夫泼去之诚是也，但傀儡虽除，主傀儡者仍在里脏，吾恐一傀儡去，众傀儡来，有终旬累月不能竟其端绪者矣。此证即予以渗湿通和汤，证必锐减。

倘表证悉罢，胸膈仍不开通，即有舌口生疮诸热证，万勿犹豫，再予以渗湿解结汤，证必悉除。然阴阳之理，互相乘除，万一湿结大去，燥结独存，不得不参用硝黄；万一服阳药太多，阴气大虚，不得不用冬地。书不尽言，言不尽意，惟在人之善权而已矣。

湿证肺水说

肺为华盖，高高在上，通行荣卫阴阳，譬之苍苍者天，覆冒乎全球也。肺家停水，即肺家停湿，湿之前身为水，湿之原身为土，肺气既不行，太阳寒水、太阴湿土皆自下逆上，横乱其空气。故无论为表湿里湿，但见其舌白不渴，即知其是肺水之专证。若兼头目眩晕，身体寒热，胸膈痞闷，饮食减少，即知其是寒水湿土之兼证也。

然湿也，水也，土也，皆阴邪也，其或本经病盛，舌苔滑厚，则是阳气不令，空中生云，宜渗湿汤加入姜附，以招其阳；其或寒水病盛，毫毛毕直，身如水冰，则是表阳大衰，宜渗湿汤加桂枝、防己、附子，以胜其湿；其或湿土病盛，汤水不进，懊恼欲吐，则是里阳太衰，宜渗湿汤加姜附，以补其火而下其水。

然谓之曰肺水，专就水之结于肺者言之也。无论上证悉具，明是一派阴霾气象，固宜单刀直入，就令舌苔变黄，心烦无耐，热证种种可据，惟询知其病之初起，是从舌白不渴迤逦而来，便知外面之火，的是阴火，即用射人先射马，解结汤之法，庶可回生于万一，非然者，死生之际，矫语谨慎，一味因循，吾未见其能有济者也。

湿证肾水说

中上焦停湿，人所易知也，下焦停湿，人所难料。湿者，水也，水性多下，水在上焦，因循不治，必渐及于中焦；水在中焦，因循不治，必渐及于下焦。下焦即肾也。肾者，水脏也，以水附水，似不虑其冰炭之相反矣。

不知自水之运行言之，肾水升为肺水，肺水降为肾水，宛转相生，谓之物还旧主；自水之作渗言之，中上焦所来之水，乃川泽纳污之贼水，而非与生俱来之元水也。

然水而谓之曰"元"者，盖以水之脏为肾，肾之象为坎，坎虽全卦皆坤，其中内容即索于乾之一阳也，真阳在中，颠扑不破，不独本经之水赖以摄持，即诸经气之浑灏流转，皆能涵元化以自如。

然水为元水，固能遍满乎乾坤；水为贼水，亦足以蔽塞乎关窍。关窍闭塞，阴阳不通，或脐肿，或腰痛，或少腹冤痛，躁烦欲死，关元上下悉为贼踞之场。

治此证者，宜煦其一点先天，用渗湿和里汤加附子、肉桂，以壮其阳，证必锐减。万一邪气不服，少腹仍复冤痛，即用渗湿解结汤，峻逐其饮，此所谓下焦之水宜温，温之不愈，即可下也。

脾土通于造化说

河图原数土居中，方伏羲画卦，列之北方。文王改先天卦位，进之于西南方，此皆天开地辟，自然法象，非圣人随意颠倒之也。鸿荒肇造以前，浑浑沦沦，万感俱寂，东西南朔，朕兆莫窥，列之中方，示万物之有太极也。

迨两仪既判，天居乎上而为太阳，地居乎下而为太阴。伏羲画卦，列之阴方，以示女之正位乎内也。然丹天火气下临戊癸二方，午申皆火家，未土居中；癸寅皆火宅，丑土居中，是土虽为阴，而中藏有阳。文王改先天卦位，列之半阴半阳，以示宇宙间有阴阳之升降也。

人有五脏，惟脾居中，肺心肝肾，列在四旁，亦如河图原数五十居中，一三七九、二四六八皆其群星也。全卦皆坤，十月无阳，足少阴肾作其前身，亦如伏羲画卦，列之坎方也；少阳相火上下游移，作其护法善神，或由湿而生热，或由热而生湿，湿热交争，阴阳互拒，亦如文王改先天卦位，列之半阴半阳。宇宙间有阴阳之升降也。医者能心通造化，认得脾土原本之原本，则自晓治法矣。

以阴补阳亦阳补阴说

阳虚者，补其阳，阴虚者，补其阴，固也。然阳之太虚者补其阳，不啻戕其阳；阴之太虚者补其阴，不啻绝其阴。盖阳气将散，非阳之自散，阴不为之恋也。阴气将竭，非阴之自竭，阳不为之承也。

故以阳补阳，不若从阴分敛及其阳之为愈也；以阴补阴，不若从阳分顾及其阴之为妙也。以阴补阳，莫如生脉散；以阳补阴，莫如圣愈汤。

以泻作补以补作泻说

实者泻之，虚者补之，常也。然有病证本实，愈泻愈觉其实；病证本虚，愈补愈增其虚。此非实之不当泻也，实在阳而泻其阴，实在阴而泻其阳，泻之不得其道也。亦非虚之不当补也，虚在火而补其水，虚在水而补其火，补之不得其方也。

其或泻得其道，补得其方，病仍不解者，必其只知补之为补，不知泻之亦为补；泻之为泻，不知补之亦为泻。以泻作补，如水泄证而用腹皮、二丑，以补作泻，如虚满证而用党参、口芪。

以热治热、以寒治寒说

治热不远寒，治寒不远热，经有明训矣。乃以寒治热，而卒莫解其热；以热治寒，而卒莫解其寒。非热之不当寒，寒之不当热也。热为假热，故凉药不应；寒为假寒，故热药不应。

惟以热治热，以寒治寒，而其证罢矣。以热治热，如舌疮胸痞，湿郁成热，而用姜附；以寒治寒，如阳明内结，四肢厥冷，而用白虎。

下 卷

获嘉陈其昌兆隆著　同里贾道中达五校阅

首　条

太阴之为病，头眩，或不眩但痛，舌苔白滑，胸膈痞闷，身上寒热，肢体懒惰，渴不欲饮，便微变黄，脉来或细或缓或弦，不甚浮者，渗湿和里汤主之。

太阴属脾，湿土之脏也，或为表湿，或为里湿，或表里合湿，湿气上淫，头便为之眩，甚则痛。考《内经》五脏，惟肺有舌苔，肺为天气，脾为地气，地气入天，如空中生云，故苔为之白。

胸膈为太阳之里，太阴之表，胸中阳虚不能运湿，故胸膈痞闷，饮食减少也。湿伤荣卫，荣卫不和，身上必发寒热。湿流经络，经络停水，四肢必发困倦。湿郁生热，热伤胃津必作渴。

然热从湿来，故渴而不欲饮也。湿中藏热，气热水亦热，故小水变黄也。太阴在里，脉必不浮，或缓或细，湿之正脉也。若见弦脉，则土中藏木矣。

无论春夏秋冬，见有此等脉证，即以太阴之法治之。便随手奏效，甚勿执春温、夏热、秋燥、冬寒之说，守株以待也。

以上八证，皆太阴始伤之正病，以后凡称太阴湿证，皆指此脉证而言也，其或里虚邪陷变生他证，具详其法如下。

渗湿和里汤方

苍术五钱	茯苓五钱	川朴二钱	半夏三钱
枳实三钱	槟榔二钱	滑石五钱	通草一钱
生姜三钱			

六气为病，皆属实邪。湿性黏腻，则实而又实也。选用药品，不可涉于呆滞。

苍术味辛性温，走足太阴脾，辛则能散，温则能和，故能升发胃中阳气，止吐泄、逐痰水，又能发汗解肌，总解六郁。

茯苓味淡性温，走足阳明胃，淡主渗利，温则伐水邪而不伤阳，色白则兼走手太阴肺，助肺气下降，使三焦水气下走膀胱。

川朴辛温苦降，走足太阴阳明，辛温故能除湿满，苦降故能泄实满。

半夏味辛性温，亦走足太阴阳明，辛故能发表开郁，下逆气，温故能除湿化痰，利水道。

枳实苦酸微寒，有推墙倒壁之力，故能大放幽门，使闷胀消，痛刺息，后重除。

槟榔苦温破滞，辛温散邪，泄胸中至高之气，使之下行，故能攻坚去胀，消食行痰。

滑石滑淡甘寒，走足太阳，滑利窍，淡渗湿，甘益气，寒泄热，故能开腠理而发表，走膀胱而行水。

通草气寒味淡，气寒则降，故能入肺经而引热下行，味淡则升，故入胃经而通气上达。

脾胃两居中州，中州停湿，譬如万物正行湿令，非雷以动之，风以散之，日以暄之，品汇何以咸章乎？

诸药皆温，即日以暄之也；诸味皆辛，即风以散之也；诸品皆降，即雷以动之也。

其或表重于里，则以本方加桂枝、防己；里重于表则以本方加二丑、平饮，随证消息可矣。

再，此方之妙，全在枳实一味，以坤轮不转，非此物不能拨动之也。妙中之妙则又在滑石、通草二味，以二味能决三焦之渎，使经络水气皆从小便而去也。要而言之，苍术、茯苓能开鬼门，川朴、半夏能开贲门，枳实、槟榔能开幽门，滑石、通草能开水门，四门洞开，驱贼四出，又何湿魔之足患乎？

再，挽回造化，全赖枳实，多则五六钱，次则三四钱，再次则一二钱。其或枳实不能治之，则加二丑，二丑不能治之，则加平饮。然治外感如将，须大振精神，一战胜齐，若一味逗留，反误军机。

再，此证治验，每年不下数百，不必枧缕也。

二　条

太阴证，人事恹恹，心中懊恼，发汗不解者，湿证谛，渗湿和里汤主之。

人事恹恹，即肢体困倦之义也；心中懊恼，即胸膈痞闷之义也。医者见其头目眩晕，类于太阳中风，身体寒热，类于太阳伤寒，大发其汗，遂致阳气愈虚，阴气愈凝，虽汗出漐漐，病不少减。

且若日加进者，此病药不投，故使不解也。惟察其脉不甚浮，兼见舌苔滑白、渴不欲饮等证，便知是太阴停湿，非太阳中风伤寒也，可以渗湿和里汤主之。

余阅历多年，凡春夏秋冬，遇有此等病状，医者率张冠李戴，及服药不效，复为东涂西抹，小病遂变为大病矣，时医杀人，往往类此。

三　条

太阴病，气上冲胸，咽喉不得息，服舒气药不效者，湿证谛，渗湿和里汤主之。

人之一身，心火在上，肾水在下，原互为根也。中焦湿魔蟠踞，心气不得下降，反夹水气上炎，故气上冲胸也。气满填膺，咽喉一线之地，碍于升降，故咽喉不得息也。

医者认为厥阴肝气，用青皮、木香等药大破其气，以为得高者平之之义也。岂知气属阳，水属阴，阴阳愈破而愈虚，阴愈结而愈实，故使不解也。

治此证者，须审其脉来不浮，兼有舌苔滑白、头目眩晕等证，便知是太阴水气，非厥阴肝气也，亦宜前汤。

四 条

太阴病，脉弦数，胸痞不饥，温温欲吐，舌口生疮，清解不愈者，湿证谛，渗湿解结汤再加姜附主之。

脉弦而数，饮数也；胸痞不饥，土为水围，坤轮不转也；温温欲吐，湿郁生热，火势夹水势而欲张也；舌口生疮，口为脾之窍，舌为心之苗，心脾有水热，舌口亦欲腐烂也。

医者认为火邪主以清降，遂致痞气愈增，汤水不进矣。

岂知太阴发火，原属湿火。当此万难之际，不必泼其少阴之火，惟当倾其太阴之水，能倾去太阴之水，少阴之火自退矣，宜渗湿解结汤再加姜附主之。

有贾学生者，年十八患湿，医始主以表散，继主以清润，不惟热不见减，痞且旋增，汤水不下。余询其来因，乃知此证从太阴而来，虽有热证，皆水热也。乃出此方一剂而轻，又予以渗湿和里汤，痊。

宋姓老翁患湿，本系冬伤于寒之温，医以冬不藏精之温治之，乱投清凉，遂致膈满胸痞，汤水不下，火被水克，心时觉烦杂无奈。余察其舌苔滑腻，脉来不浮，虽有诸热证，知其皆水热也，亦主以此汤而减，又调理两剂而愈矣。

再，此证服汤痞开，稍能进食，腹但有响声，不下利者，再剂可稍加大黄微利之。

渗湿解结汤加姜附方

苍术五钱	茯苓五钱	川朴二钱	半夏五钱
枳实三钱	槟榔二钱	滑石五钱	通草一钱
附子三钱	干姜三钱	生姜三钱	二丑三钱

平饮或五丸或十丸不等。不利者，再加川军少许。

平饮丹方

制甘遂五钱	大戟五钱	白芥子五钱	硇砂少许
冬虫草少许			

神曲糊为丸，如梧子大，强人服十丸，次则六七丸，再次则二三丸，治留饮为患，非留饮者万不敢用之，切记！

渗湿和里汤，加二丑、平饮，便为解结汤。解结者，解湿邪之在里，牢坚不软动者也。二丑性急似火，最善逐水；平饮主十二种水，能倾水之巢穴；加姜附者，以平饮丹中有甘遂，其气最寒，欲以承制其寒，且以水为阴邪，取热则行之义也。

服汤后微烦勿怪，胸膈间微觉气欲下行，便是吉兆，病必大除。然药性慓悍，可一不可再，其或未能透达，亦必审其人元气不甚虚，方可再用。若汗出作喘，有虚形者，万万不可再用。须待元气复，再作定夺。

再，此方不专治新病也，凡经络脏腑，停有饮邪，以致头痛、项痛、肩痛、臂痛、胸痛、胁痛、腰痛、胯痛、脊痛、髀痛、腿痛、足痛，终旬累月，或四五年不愈者，皆可以治之，真救世仙丹也。然亦必审其邪气，千准万准，是从湿所化，方可一战成功。

再，留饮为患，无论日见作热，夜间作热，服诸药不效者，以此药攻之立解。

再，凡病至其年月日时复发者，亦多留饮为患，亦可以此法消息治之。

渗湿和里汤本为温散太阴，若脉浮，舌不白，胸不痞，即有诸证，恐从太阳中风伤寒而来，当须识此，勿令误也。

舌白胸痞，太阴停湿之确据。不白不痞，其非太阴证明甚。况脉又见浮乎？是当从太阳中风伤寒讨生活，勿谬执乎此也。

太阴证，头痛，渗湿和里汤主之；头痛，身痛，发热恶寒，无里证者，渗湿和表汤主之。首如裹、目如蒙、舌苔微白、饮食未甚衰者，渗湿和上汤主之；发热恶寒，足胫肿热而痛者，渗湿和下汤主之。

太阴证毕具，头痛特甚者，是地气入天，病在里也，故主以和里汤。

头痛身痛，发热恶寒，无里证者，是湿在表也，故主以和表汤。

头目眩晕，舌苔白滑，饮食未甚衰，是湿伤于上也，故主以和上汤。

发热恶寒，足胫肿痛，是湿伤于下也，故主以和下汤。

渗湿和表汤方

| 苍术五钱 | 茯苓五钱 | 桂枝三钱 | 防己五钱 |
| 滑石五钱 | 通草一钱 | 生姜三钱 | |

渗湿和上汤方

苍术五钱	茯苓五钱	生薏仁五钱	蔻仁二钱
杏仁三钱	滑石五钱	通草一钱	生姜三钱

头目眩晕，舌苔白滑，皆肺不化气也，饮食不甚衰，则脾犹能散津也，故惟以术苓扶土生金，其余诸药皆清降肺气药，盖肺主气，气化则湿亦化矣。

渗湿和下汤方

苍术五钱	茯苓五钱	川朴二钱	半夏三钱
枳实五钱	槟榔四钱	滑石五钱	通草一钱
防己五钱	草薢三钱	二丑五钱	川军三钱

寒热肿痛，湿热结于下焦也，故峻用通利之药，使邪气从二便而去，若不肿不热，惟疼痛难耐，则湿寒也，宜渗湿扶阳汤。

太阴证，憎寒壮热，骨节烦痛，食物欲呕，汤水难下者，渗湿通和汤主之。

寒热痛烦，表湿盛也，膈满呕吐，里湿盛也，表里合湿，故合表里而双解之。

渗湿通和汤方

苍术五钱	茯苓五钱	川朴二钱	半夏五钱
枳实五钱	槟榔三钱	滑石五钱	通草一钱
防己五钱	桂枝三钱	生姜三钱	

太阴证，头痛身痛，恶寒无汗，太阴兼太阳也，渗湿和里汤加麻桂防己主之。

太阴湿气上淫，谓之太阴头痛；太阳寒邪外束，谓之太阳头痛。湿证头痛而兼太阳，其必内有太阴湿证，而兼见恶寒无汗、身体痛疼之寒证也。

有太阴停湿，痞满呕吐，而适感寒气者；有先受外寒，寒邪太重，由寒壅湿，而与太阴同病者。似此两太同病，不开其表，在外之寒邪必不散；不和其里，在内之湿邪必不退，惟用渗湿和里汤加麻桂防己，外发内利可也。

渗湿和里汤加麻桂防己方

即和里汤加麻黄三钱，桂枝三钱，防己五钱也。

太阴头痛，目赤面红，身热汗出，渴欲饮水，太阴兼阳明也，渗湿和里汤加大黄主之。

湿证头痛而兼阳明，是太阴与阳明合病也。夫太阴湿邪也，阳明燥邪也，燥湿交加，浊乱中州，循经上烘，头为之痛，必兼见目赤面红，身热汗出，渴欲饮水，脉来洪大，方为阳明的证。

然箭之初滥，来自太阴，是太阴素有湿邪，因循失治，以致转属阳明；或医者晓得以阳换阴之法，宣之泄之，由太阴而驱之于阳明也，

夫既归阳明，审其湿邪已衰，燥结方盛，苔黄起刺，肚腹痛胀，承气汤下之可也。若湿燥两盛，仍宜刚柔并用，可以和里汤加大黄和之。

治验：族叔母韩，年八旬，患湿，医治不如法，遂致湿从水化，水气上凌，心便为之烦杂无奈，每发烦时，辄以饮食压之。然食愈多而水愈停，水愈停而烦愈增，遂无时不烦矣。医者以其丧子伤肝，大平其肝气，不效，又以老年虚满，以参茸大补其元气，亦不效。其孙强延余视之。

余审其人脉象滑大，舌苔滑润，颇能进食，发烦多在午前。余曰：此阴分中有水，阳分中有火也。

其孙曰：何以见之？余曰：脉象滑大，舌苔滑润，定是太阴有水，颇能进食；发烦多在阳分，定是阳明有火，但水重火轻，宜先平水，而后平火。

其孙曰：医多以为不救，若能有救，余家万福。余曰：请试之。遂与以渗湿扶阳数剂，水气顿减，但燥热不下，又与以理阴一剂，而诸证皆罢矣。

再，阴阳迭战，原难两胜，阴胜阳，则阳并于阴；阳胜阴，则阴并于阳。余案临斯证，方知阴阳之多变也。太阴停水，原属阴水，既见太阴水证，万不能再见阳明火证，乃太阴之水既上攻，阳明之火复暴发，两两相持，宛如鹬蚌，竟使医者既驱夫鹬，复驱夫蚌，此诚奇外之奇，而亦法外之法也，故略志之。

再，此与太阴发火证不同，太阴发火，皆是虚火，此则阳明自有其火，故主治略异，须知。

太阴证头痛，口苦耳聋，咽干目眩，太阴兼少阳也，渗湿散火汤主之。

太阴湿土也，少阳相火也。湿证头痛而兼少阳，是由太阴而转属于少阳也。太阴证不解，邪从阳化，湿热升腾，头为之眩晕、痛疼，必兼见耳聋、口苦、咽干、目眩等证。然虽曰少阳，其原从太阴而来，自不得用柴胡、黄芩等汤，惟用渗湿和里汤少加芩连以泼其火可也。

渗湿和里汤加芩连方（渗湿散火汤）
即和里汤加黄芩三钱、黄连二钱，所谓散火汤也。

太阴证，头痛，腹亦痛，太阴表里兼病也，渗湿和里汤倍枳实、再加草果主之。

太阴证毕具，头痛，腹亦痛，则不惟经络受邪，脏腑亦受邪矣。《经》曰：痛则不通。故倍用枳实以通之；寒邪内贼太阴，故加草果以劫制其寒，此两解太阴表里之法也。

渗湿和里汤倍枳实加草果方
即和里汤倍枳实二钱、加草果二钱也。

太阴证头痛自利，恶寒身倦，太阴兼少阴也。渗湿和里汤去枳实槟榔加姜附主之。附子汤亦主之。

水入土中，谓之曰湿。太阴之湿，即少阴之水也。
湿证头痛而兼少阴，是由太阴而传入少阴也。
始病太阴，太阴太虚，邪从寒化，必自利，恶寒，身倦，冱寒之气上逆于头，则头痛如破。
其太阴证未罢者，宜脾肾双温，故主以和里汤去槟、枳，加姜、附。已罢者，只宜温肾，故主以附子汤。

渗湿和里汤去槟枳加姜附方

即和里汤去槟枳，加附子三钱、干姜三钱也。

附子汤方

见《伤寒论》。

太阴证头痛、口吐涎沫、四肢厥冷，太阴兼厥阴也，渗湿和里汤去枳实槟榔加附子故纸吴萸主之。

厥阴头痛，血火上冲者居多。必兼血热、烦躁等证。湿证而兼厥阴，则非血火上冲，仍是湿寒之气上逆也。太阴证久不罢，进入厥阴，脉细，肢厥，口吐涎沫，寒气循经上行，头必为之不快，宜太阴、厥阴两温之。故主和里汤去槟、枳，加附子、故纸、吴萸也。

以上六条，即伤寒六经之治法，太阴所兼六经病证，不止此数条，不过借此示人门径耳，须知。

渗湿和里汤去枳实槟榔加附子故纸吴萸方

即和里汤去槟枳，加附子三钱、故纸三钱、吴萸三钱也。

太阴证邪从阳化，舌白变黄，渴欲饮水，小水浑赤，大便不利者，渗湿和里汤加大黄主之。或昼或夜壮热难堪者，渗湿解结汤加大黄主之。谵语脉实大者，大承气汤主之。

邪从阳化，其人素偏于阳也；舌白变黄，渴欲饮水，由太阴而趋于阳明也。小水浑赤，大便不利，中州湿热下走膀胱、大肠也。故以和里汤加大黄，驱邪从两便而去。

昼而壮热，邪结阳分也；夜而壮热，邪结阴分也。结在一处，牢坚不欲软动，非上药所能胜任，故以解结汤加大黄破逐之。

谵语脉实大，太阴证罢，全归阳明，谓之正阳阳明，故主之以承气汤。

再，此一条，太阴与阳明合病也。

渗湿和里汤加大黄方
即和里汤加大黄三钱也。

渗湿解结汤加大黄方，即解结汤加大黄三钱也。
承气汤方见《伤寒论》。

太阴证邪从阳化，身热耳聋口苦，渗湿散火汤主之。木火上逆，咳吐清水者，黄连温胆汤加青黛散主之。胃津被劫，胆火上冲，舌光如镜，干呕不止者，温胆汤加生地汁主之。

身热、口苦、耳聋，湿郁生火，少阳之火与之合化也。故主散火汤，以散其火；木火上逆，咳吐清水，胃胆两热也，故主温胆，加青黛两清之；舌光如镜，干呕不止，胃液竭而胆火攻也，故以温胆加生地，补液而泄火。

再，此一条，太阴与少阳合病也。

渗湿散火汤方
见前。

黄连温胆汤加青黛方

| 陈皮三钱 | 半夏三钱 | 茯苓五钱 | 甘草二钱 |
| 竹茹三钱 | 枳实三钱 | 黄连二钱 | 青黛三钱 |

温胆汤加生地汁方

即温胆汤加生地汁五钱也。

太阴证邪从阳化，舌灰滑，胸痞，烦杂无耐，干呕者，渗湿解结汤倍枳实二丑主之；呃逆者，渗湿解结汤加大黄主之；口难言，神欲昏，欲作痉厥者，渗湿解结汤加姜附大黄主之。

舌苔灰滑，胸膈痞。中州藏垢纳污也；烦杂无耐，水气上凌于心，心为之撩乱也；干呕者，水热闭塞下焦，地道不通，厥阴之气上逆也。似此水热两盛，故以解结汤倍枳实、二丑大下其水热。呃逆者，肝主疏泄，水来灭木，木气不得条达，故自下逆上，作格儿之声也，解结汤加大黄，饮热并攻也。

湿热之邪，缠护牙关，口必难言；湿热之邪闭住心包，神必似昏。口难言，作痉之渐也；神似昏，作厥之渐也。当此云蒸霞蔚，清解恐不济事，主解结汤加大黄，所谓以露炸炭也。

再，此一条，太阴与厥阴合病也。

邪结心包，与温热之邪结心包，天悬地隔。彼为阳温，故清宫等剂，治从辛凉；此为阴温，故渗湿诸汤，治从辛热。虽加用大黄，只取其助诸药下行，意则不在于大黄也。

然诸方中皆有平饮丹，此丹起死回生，奏效如神，但气味猛悍，取用万难鲁莽，须大振精神，审其气之盛衰，脉之实虚，身之肥瘦，病之新久，或八九丸，或五六丸，或二三丸，多多少少，如五雀六燕，铢两悉称，乃能一战成功。

非然者，吾恐虎狼入室，将择人而噬也。服汤后微烦勿怪，移时胸膈间微觉气欲下行，病必大除。但可一不可再，万一未甚透达，须再用者，可从减用之。

再，此条开言舌灰胸痞，便是一派天地不通、闭塞成冬气象。虽有浮热，皆水热也，故用平饮丹直倾其巢穴。若舌不灰、胸不痞，虽有干呕、呃逆、昏迷等证，恐为温热证邪结心包，或为少阴不固，元气上脱，勿得谬执乎此也。

再，邪在厥阴，阴阳最是难辨。余虽以舌不白，胸不痞，定为非太阴本证，然以余生平治验，亦有不白不痞竟为太阴证者，此必是太阴末传，上焦水气全停入下焦，下焦饮热上攻，亦能令人发痉发厥。但其痉厥，口犹能言，身犹能动，神识未甚昏迷，终不若温热证之痉厥，口不能言，身不能动，神昏不识人也。为水为火，亦可从此处微识之。

李氏老妪，春患湿，医以阳温治之，发表攻里，皆不效。延余视之，余审其人，舌不白，胸不痞，壮热时汗，烦杂无耐，汤水难进。余方寻思其故，其家人曰："初病时有舌苔，今舌苔退矣。"余乃悟，其本为湿邪，缘治违其法，遂致表湿传里，里湿上攻，故使壮热有汗，烦杂无耐，汤水难进也。主以解结汤有效，但未甚透达，又主以解结汤去平饮加大黄，遂下利而愈。

有王姓者，家殷富，素有湿邪，复感时气，医者乱治十余日，遂危。其内兄与余有旧，邀余视之。甫入门，即见其家备衣衾，审其证，脉象纤细而数，舌右边有黄苔如梅子大，耳聋，音哑，壮热时汗，呼之若知若不知，阅其前方清下不等。

余想若是阳温，脉必洪数，服清下药必轻，今竟不然，必是热证夹饮，饮热上攻，故致有诸证也。但前医三位现在客房，余即对前医，开小陷胸加川朴枳实方，前医掩口笑，余佯不知。促服之，自午至未，似有起色，日晡便心清能言，但表热不净，遂又与以清解而愈。

此两案，皆舌不白，胸不痞，而为太阴者，余举之以示病之有变也。

或有问于余曰："太阴末传，汤水不进，何也？"
余曰："坤轮不转也。"

或曰："坤轮何故不转？"
余曰："中州停水，水深灭木，土无玄神，故使不转也。"

或曰："胸腹气阻，未能畅达，人皆以为土中藏木，今乃以为无木何耶？"
余曰："土中藏木，正是土中无木，土中无木，乃为土中有木。"

或曰："未得其解。"
余曰："玄神司权，有木正是无木；魔神司权，无木乃因有木。质而言之，总是胸腹中能容玄神之活木，不能容魔神之死木也，吾故曰魔神去、斯玄神来；玄神来，斯坤轮转，坤轮转无论水邪火邪，皆风流云散矣。但病到此时，万死一生，须想入非非，察诸冥冥，千准万准，方可下手，勿孟浪也。"

再，坤轮一转，必能进食，倘仍不能食，勿怪也。须俟一二日，正气平复，即能进食矣，再，以上千言万语，都是要人谨慎，然太谨慎亦误性命，欲使谨慎家不一于谨慎，不谨慎家反愈于谨慎，则惟在读书。

渗湿解结汤倍枳实二丑方
即枳实再加二钱，二丑再加三钱也。

渗湿解结汤加大黄方
即外加大黄三钱也。

渗湿解结汤加姜附大黄方
即外加姜附各三钱、大黄三钱也。

太阴证，邪从阴化，舌苔白滑，不饥，不食，不便，气机不灵，牙关不利，舌謇语重者，渗湿和里汤加二丑主之。

或诸证未罢，或诸证已罢，胃脘痛，痛极而吐，所吐尽是清水者，解结汤加附子、干姜主之。

舌白而腐，秽湿结里，肛坠尻酸者，渗湿和里汤去滑石、通草，加干姜、附子主之。

邪从阴化，其人素偏于阴也，舌苔白滑，中有秽湿也；不饥不食不便，气机不灵，坤轮不转也；牙关不利，舌謇语重，口为脾窍，湿邪阻塞脾窍，故使难语言也。一派皆是浊湿气象，故以和里汤逐去其浊湿；加二丑者，畅其流也。

诸证未罢，为时邪之胃痛；诸证已罢，为留饮之胃痛。然无论未罢已罢，均为饮结在中，故用解结汤加姜附，峻逐其饮。

肛门坠酸，寒虚者，宜人参、鹿茸，热湿宜黄连、槟榔。此为寒湿，故以和里汤去滑通，加姜、附温散之。

九窍不和，皆属胃病，此一条言脾病胃亦病，妻累及妇也。

太阴证，邪从阴化，中上焦证已罢，少腹痛烦欲死，服温散药不效者，渗湿解结汤加姜附主之；腿痛，或夜间壮热者，渗湿解结汤加姜附大黄主之；腿不痛，但痿软不能立者，渗湿解结汤加姜附主之。

中上焦证已罢，少腹烦欲死，少阴证也，何以犹冠以太阴证耶？以此少阴证是从太阴而来也，太阴停水，治违其法，以致传入少阴。少阴停水，宜温其水，服温水药不愈，必是结水也，故以解结汤加姜附，峻逐其水。

腿痛，入夜壮热，亦以其从太阴而来，定知其是水结下焦，故亦以解结汤下其水。加大黄者，以其夹热也。

不痛但软，亦以其从太阴传入少阴也。不加大黄者，虚中夹寒也，上条太阴与阳明合病，此条是太阴与少阴合病，所谓土反其宅也。

有宋姓者，因湿病疟，强截止之，遂致湿邪入里，少腹痛烦欲死。医治以桂楠烟泡，亦能稍止须臾，但日日服之，热日增而痛不减。邀余视之，余询得其是从湿疟而来，定知其是水结关元，遂主以解结汤加姜附有效，又调理两剂而愈矣。

牛姓小儿，年十三，春患阴温，医以阳温治之，平其热而留其湿，连绵至于八月，饮食日减，身热腹痛。余知其为太阴停水也，与以解结汤，而痛顿减。小儿惮于用药，腹不痛而腿痛，入夜潮热，余知其水邪由太阴而传入少阴也，与以解结汤加姜附，而诸证皆罢矣。

张姓小儿，年十六，患温，医疗已月余矣，乃忽然腿足痿软，不能起立，如中风然。余察其人，里面不衰饮食，表面不作寒热，惟舌苔微滑，尺脉微沉逆，知其湿从寒化，为土反其宅也，遂主以渗湿解结汤加姜附而愈。

太阴证，邪从阴化，舌滑胸痞，肢冷脉伏，腹胁间气不舒者，渗湿和里汤加吴萸二丑主之。脐下筑筑然动，势如奔豚，上攻作吐，或怖惊者，渗湿和里汤去滑通加吴萸姜附主之。囊缩者，渗湿和里汤加吴萸桂附主之。

舌滑胸痞，坤轮不转也；肢冷脉伏，腹胁不舒，则玄神无气矣。此与上条之证又殊，上条乃是因坤土无权，以致玄神无气，此则玄神自无气，所谓本实先拨也。木土交困，不虑外脱，惟恐内闭，主以和里汤加吴萸二丑，扶土气以疏木气也。

脐下动，水上攻，冲疝厥疝证也。水木两寒，主以和里汤去滑通加吴萸姜附，暖水并暖木也。

囊缩者，邪水既来灭木，真水又不生木，木无护星，玄神将退位也。肝、脾、肾三处被兵，中下焦无干净地，大局甚是难支，急以和里汤去滑通加吴萸桂附一齐温之，庶可回生于万一。

若无太阴等证，并朴夏槟枳亦可去之，须知。

吴姓妇人，患温，舌苔滑白，肢冷脉伏，胸腹不舒。余曰：此太阴与厥阴同病，危证也。开一和里汤加吴萸、二丑方，嘱之曰：此药不开，必当继以解结汤，不然恐无及也。服药未及半剂。他医劝以阳温治之，改服生地、寸冬等汤，遂干呕不止而亡。

有杨姓者，脐下动气，厥吐上攻，主以此汤而安。

表侄桑某人，患阴温，胸痞囊缩，余主以和里汤加吴萸、桂楠、二丑而愈。其人不戒口，忽下利不止，余曰：前证已险，此又险上加险，急以参茸汤峻补之。

盖肝主疏泄，太过固恐其闭，不及又恐其脱也。厥阴在伤寒，本无可下之理，然假道伐虢，亦是医学圆机，不必太泥古也。囊缩亦有属热者，亦宜从此方讨生活，但不妨稍加寒凉，如乌梅丸之法。

再，少阳本为太阴护神，少阴本为太阴前身，邪从阳化，便是火归火家，不为其护神；邪从阴化，便是水归水宅，不作其前身。此证浅而言之，是水魔作怪；深而言之，是坤土无权；再深而言之，是玄神无气。然缓宜治本，急宜治标，惟将水魔逐去，斯天地交而阴阳泰矣。

再，湿证最多怪证，故立方亦最多怪方。解结等方，方书中原未曾经见，然余以此法活人，殊难发数。学者若能元识超超，实见得为饮邪作冷，无论在表在里，均可以此法破之矣。

再，阳化阴化，其证甚夥，倘一一罗列，恐涉烦杂，姑举一二示法，学者隅反可也。

渗湿和里汤加二丑方

即和里方加二丑三钱也。

渗湿解结汤加姜附方

即解结方加姜附各二钱也。

渗湿和里汤去滑通加姜附方

即和里汤去滑通加姜附各二钱也。

渗湿解结汤加姜附方

见前。

渗湿解结汤加姜附大黄方

即解结汤加姜附、大黄各三钱也。

渗湿和里汤加吴萸二丑方

即和里汤加吴萸、二丑各三钱也。

渗湿和里汤去滑通加吴萸姜附方

即和里汤去滑通加吴萸五钱、姜附各三钱也。

渗湿和里汤加吴萸桂附方

即和里汤加萸附各三钱、桂一钱也。

太阴证，阴阳两化，舌苔白滑，胸膈痞闷，身热心烦，口渴，脉细而长者，苍术白虎汤主之。渗湿散火汤亦主之。

舌苔白滑，胸膈痞闷，太阴证也；身热烦渴，脉来长大，阳明证也。湿热两盛，故以苍术白虎两解之。服汤不解，必是湿热内结，故主以散火汤也。

太阴证，阴阳两化，舌苔白滑，心中怔忡惊悸，能饮食，脉来盛大者，渗湿和里汤主之。服汤后未甚透达者，和里汤加二丑、大黄主之。

舌苔白滑，太阴停水也；怔忡惊悸，饮邪上攻也；能饮食，脉来盛大，阳明有邪热也。主以渗湿和里汤，证必大减。设未能清场，加大黄、二丑，下之自愈。

太阴证，阴阳两化，舌苔白黄，胸膈痞痛，能食细不能食粗，脉来盛大者，渗湿和里汤加姜、附、二丑、大黄主之。服汤后膈内不痛，转腹中痛者，渗湿解结汤加大黄主之。服汤后腹内不痛，或髀痛、胯痛、腿足痛者，亦以前汤主之。

舌苔黄滑，胸膈痞痛，脉来盛大，太阴之湿，阳明之热，两盛也。主以和里汤加姜、附、二丑、大黄，其痛必除。其或膈内不痛，窜入腹中痛者，主以解结汤加大黄，其痛必减。其或腹中不痛，传入下焦作痛者，亦可以此汤主之。但药性慓悍，医者审其虚实可也。

太阴证，阴阳两化，上吐下利，挥霍变乱，腹痛欲死者，渗湿和里汤加姜附主之。

湿热之邪上攻于胃，必作吐，下溜于脾，必作泄；邪正交争，必腹内绞痛，和里汤加姜附两解其湿热，而诸证自罢矣。

太阴证，阴阳两化，欲吐不吐，欲泄不泄，腹中绞痛者，渗湿和里汤加姜附二丑主之；若转筋者，再加桂枝、防己主之。

温温欲吐，而复不能吐，辘辘欲下，而复不能下，挥霍变乱，腹内绞痛，一望而知其为湿热之内结也，故以和里汤加姜附二丑通之。若又转筋者，则是饮邪流于四肢，故兼加桂枝通其阳，防己逐其湿也。

伏羲画卦，空五十两数，为太极图。太极者，阴阳浑合，而其象未呈之目也。太阴为三阴纲领，太阴受邪，凡属在阴分，皆为阴气迷漫；阳明为三阳纲领，阳明受邪，凡属在阳分，皆为阳气熏蒸。

所以然者，本乎天者亲上，本乎地者亲下，各从其类之义也。其或阴盛之极而并阳，太阴寒必阳明亦寒，三阳胥成泽国；阳盛之极而并阴，阳明热必太阴亦热，三阴皆成火乡。

然宇宙有相胜之阴阳，亦有交争之阴阳，万一夫妻勃豀，太阴自胜于阴分，阳明自胜于阳分，三焦上下，必如五胡乱华，医者惟审其湿兼太阳少阳，则用逆流挽舟之法；湿兼少阴厥阴，则用假道取虞之计，或从表解，或从里解，顺其自然之势而已。

再，太阴证，脉皆沉细而缓，即有热证，脉皆沉细而数，不能实大也。惟阴阳两化，证兼阳明则脉见实大，学者以脉断之可矣。

再，太阴阳明，鹬蚌相持，法当两解，然不如先平阴而后平阳，须服和里汤一二剂，审其舌苔变黄，大便不利，有身热心烦诸热证，再加大黄、二丑下之，证必速解，此驱阴于阳法也。

尝治一老妪，太阴停水，水气凌心，烦而且悸，脉来实大，颇能饮食，与以和里汤二剂稍减，又与和里汤加大黄、二丑而瘥。

又治一少妇，胸膈痞痛，按之则痛剧，脉来实大，与以和里汤，胸痛解而腹痛。余曰：此水趋于下也，又与以和里汤加姜、附、二丑、大黄而愈。

苍术白虎汤方

苍术五钱　　　石膏三钱　　　知母二钱　　　甘草一钱

生姜三钱

渗湿散火汤方

即和里汤加芩连也。

渗湿和里汤方

见前。

渗湿和里加二丑大黄汤方

见前。

渗湿和里加姜附二丑大黄汤方

见前。

渗湿解结加大黄汤方

平饮丹三九五九不等。

渗湿扶阳汤方

即和里汤加姜附各三钱也。

渗湿和里加姜附二丑汤方

见前。

渗湿和里加桂枝防己汤方

即和里汤加桂枝四钱、防己五钱也。

太阴证，或诸证未罢，或诸证已罢，邪阻脾窍，不能言，有如喑哑者，此湿也，渗湿解结汤主之。

不语之证多端，有中风不语者矣，有中寒不语者矣，有中暑不语者矣，有中气、中痰、中恶不语者矣，皆得之仓猝，尸厥神昏，可按真中、类中门检方施治。

温证末传，少阳之火太旺，热极生风，以致肝风内旋，痉厥神昏，舌短难言，可用吴鞠通之安宫牛黄丸、大小定风珠施治；风证末传，口眼㖞斜，手足痛麻，忽然唇缓涎出，舌短难言，此肾虚内夺，危证也，可用参附汤施治。

然世有一种怪证，其始也，头目眩晕，身体寒热，舌白不渴，食少胸痞，其为太阴表里合湿明甚。医者不知，见有表而发其表，见有里而攻其里，见有火而清其火，遂致湿郁生痰，壅塞脾窍，把住声音道路，而作哑矣，作哑以后，以风治之不效，以温治之不效，以真中、类中各方治之亦不效，技穷智竭，率视为沉疴痼疾。

不知此证原为阳虚阴盛，使当始发之时，即以渗湿和里等汤治之，不过一二剂即愈也。《经》曰：足太阴之脉，起于隐白穴，循胫膝，入腹中，上膈，夹咽，连舌，散舌下，注心宫。太阴停湿，虽有表而非太阳之表，乌可以发其表？虽有里，而非阳明之里，乌可以攻其里？虽有火，而非少阳之火，乌可以清其火？

况发表必愈虚其阳，攻里清火必愈长其阴，阳虚阴盛，其人素偏于阴者，邪固直从阴化矣，若其人素偏于阳，则湿得热围，痰涎壅盛，必循经上行，散舌下而注心宫，惟用渗湿解结汤大豁其痰，而会厌之道自通。然亦必元气不甚亏者，方能一战成功。若绵延日久，阴阳两虚，表里兼病，气息奄奄，恐即有此汤，亦无能为也。

张姓小儿，患阴温，医者治违其法，数月不清场，忽然失音，百治不效，其叔驰数十里，邀余视之。余诊其脉细数，身热，耳聋，腹微胀，饮食减少。余曰：此湿郁生痰，壅塞脾窍也。与以渗湿解结汤，一剂即解。

汴省王姓小儿，患阴温，医投以风药，一剂不解。夜间忽失音，其家人骇甚。尔时余馆汴，夜叩门请救。亦与以解结汤，一剂而愈。

田姓老妇，患阴温，连绵数月，忽然失音。余诊其脉滑而且实，身不能动，口不能言，心尚清楚，饮食亦不甚减少。余知其为阳明蓄热，太阴停饮也，与以解结汤，三剂方能有效。夫前之两小儿一剂即解，此之老妇三剂方清，脏腑虚实之不可概论也如是。

渗湿解结汤方
即和里汤加二丑五钱，平饮丹或十九五九不等也。

太阴证，或诸证已罢，或诸证未罢，隔食者，渗湿解结汤主之，反胃者，渗湿解结汤加姜附沉香主之。

胃之上口曰贲门，贲门不开则隔矣；胃之下口曰幽门，幽门不放则反矣。种种治法，载在方书，固无烦余之觊缕。然今之治斯证者，十治十死，百治百死，彼夫庸庸者，无论也。

即间有负时望之名医，因脉定证，照证拣方，或因心为定夺，或随时为变通，曲尽经营之妙，以翼其术之一遇，究竟救生有志，回天无权。虽较之鲁莽家不无稍愈，卒亦付之无可奈何，但迟速之间而已矣。

余读灵素书，至"二阳之病发心脾"节，窃隐然有所思，恍然有所悟也。二阳者，胃也，胃为水谷之海，五脏六腑十二经皆赖其津液，以立于不败之地。然五脏六腑十二经，虽赖其津液以生，每不能自取其津液以生，此其中有几焉，几者何？

脾也，肺也，愚以为胃如商铺中东家一般，脾与肺如商铺中号伙一般。东家不能自携其金钱，输于东西南北之债户；胃不能自取其水谷，输于表里上下诸经络。

《经》有云：脾者，婢也，为胃行津液者也。胃游溢水谷之精气，输之于脾，脾为之宣焉发焉，股于上下四旁，殆如天地之炉，阴阳之炭，造化之工，曲承胃命，而号伙之职尽矣。

《经》又云：脏真高于肺，以行荣卫阴阳也。盖肺为华盖，上焦开发，宣五谷味，熏肤，充身，泽毛，并通调水道，下输膀胱。是脾主地气而上腾者，肺亦主天气而下降也。而号伙之职，亦尽矣。

然有尤妙焉者，脾肺虽为胃之号伙，而不得肝之协助，则脾肺亦退处于无权，何者？肝主疏泄，即《内经》所谓玄神，孔圣所谓"帝出乎震"之帝也。肝之志欲散，与之辛以散之；肝之性欲缓，与之甘以缓之。真精充足，积健为雄，金得之而暖，土得之而疏，何有老痰宿饮之为患乎？

今之病斯证者，大抵肝气之人居多，以此等人有不得隐曲，展转踌躇，类不能无所思，思则气结，气结则津液不散，在阳明为燥金，而燥者益燥；在太阴为湿土，而湿者益湿。燥无以滋其燥，贲门必不开；湿无以行其湿，幽门必不放，不开不放，隔与反，非其昭昭者乎？

然时法率以滋阴为主，次则以利气为主，再次则以补益为主，东涂西抹，卒无补于人之性命。余师《金匮》十枣汤之意，用急则治标之法，举中焦痰饮，一举而下之，俾邪气退而正气复，所谓射人先射马，擒贼先擒王也，百治百验，如响应声，故敢列方于下，奉商世之欲治斯证者。

渗湿解结汤方
即和里汤加二丑三钱，平饮丹或三九至十九不等。

治噎塞不通，能食细不能食粗，粒米难下，强下之，胸膈刺痛，腹中冤热，口吐涎沫或清水，腹胁攻冲作痛等证。寒加姜附，气上攻加沉香，有表证加桂枝三钱、防己五钱。

治验：李姓老妇，性情太暴，得一痞气证，食物留中不下，业已数月，药莫能愈。余以此药下之，迎刃而解。

黄姓少年，呕吐痰涎，不能饮食，自分必死。余以此药救之，一剂即轻。

吕姓老妇，患阴温，医者乱治数月，变成噎塞，汤水难下。余诊其脉微细，气息奄奄欲尽。余用和里汤减其原方数钱，外加姜附沉香少许治之，下咽后胸如刀利，须臾微松。越二日，复以原方加减治之，大有功效，又调理数剂而痊。

渗湿解结汤加姜附沉香方
即解结汤加姜附各三钱、沉香二钱也。

治太阴留湿，久而莫愈，以致湿结幽门，食入反出，胸膈刺痛，便如羊粪等证，服汤后，别用姜汤送平饮丹若干丸，虽微烦勿怪，但觉膈间微微松动，气欲下行而邪即溃矣。邪不净者再作服，平饮丹随势去取可也。

湿困脾阳，经络脏腑皆成秽薮，非雷以动之，风以散之，日以暄之，难以推倒一切。诸药味备辛温，即雷动、风散、日暄也。尤妙在苍术、茯苓坐镇中州，为督战主帅，群药摧坚陷锐，乃不为无制之兵矣。

再，前证为湿留贲门，此证为湿留幽门，虽咽喉作干，大便作燥，良以液结不散，致干燥乃尔，非真火也。汉唐以来，时医多认为二阳热结，无怪其南辕而北辙也。

再，此证愈后，禁食生冷、腥荤、油腻，即伤气伤凉，亦一并戒之。非然者，吾恐病加于小愈，功败于垂成也。

再，此证就现在说来，为湿魔作涉，推其原本之原本，为玄神无气，坤轮不转，然遽调玄神，健坤轮不得也，须逐去湿魔，而玄神乃动，坤轮乃转矣。

治验：桑姓妇人，口吐涎沫，气逆不降，膈中刺痛，便如羊粪，在"反胃门"中已成不治之证。余为之万死求一生，以此方出入加减，十数剂而愈。

徐姓老翁，咳吐痰涎，食物不入，入即反出，余用此方调理，数剂而愈。

但治案太多，难以备举，略示一二，学者隅反可也。此证玄神无气，为木不生火，理自当补火；湿极而燥，为土厚生金，万不可益金。学者能识得源头道理，则知此说为宗经，并非好与时贤为难也。

再，贲幽两门为乾坤开合之汽眼，亦风轮往来之道路也。湿为阴邪，性最黏腻，湿堆两门，譬如道上积潦，碍于车轮周转，正是天气阴霾，非天气亢燥也。平饮丹中有甘遂、大戟，此两物原是阴药，以药之阴入水之阴，甚是相得。

然却能出其不意，倾彼巢穴，议者疑其气寒性猛，难以轻试，岂知方中姜附性温，温则能制其寒，术苓味甘，甘则能缓其猛，则悍药乃我已降之龙、已伏之虎矣，虑其跋扈也乎哉？

再，甘遂主十二种水，正犹附子能通行十二经，贲幽两门之水能治之。凡水之在十二经者，皆能治之，学者勿轻视此药也。

太阴证，头痛项强者，渗湿通和汤主之。

《经》曰：诸痉项强，皆属于湿。吴氏以"湿"字未洽，易以"风"字，以风之多于湿也。岂知古人著书，原有所见，非率尔操觚也。如曰：诸痉项强不皆属于湿，岂诸痉项强皆属于风乎？如此等处，似未免吹求太过也。

湿为水类，重物也，表邪壅盛，最易引下焦水邪，水邪逆上，虽不似角弓反张，然转旋不甚灵便，便似强硬一般。其与太阳证同见者，宜羌活胜湿汤；不与太阳证同见者，宜渗湿通和汤。

治验：一人颈项疼痛，服风药不效，余审其舌苔滑白，胸膈痞闷，脉不甚浮。余曰：此非太阳中风，乃太阴停湿也，与以此汤而愈。

又一人，外不作寒热，内不衰饮食，惟患颈项强痛。余曰：此留饮为患也，与渗湿和里汤加平饮丹十九愈。

渗湿通和汤方

即渗湿和里汤加桂枝、防己也。

太阴证，臑痛者，渗湿通和汤加平饮丹主之。

自肩至肘，谓之曰臑。余处无痛，惟臑作痛，留饮为患也。有与诸湿证同见者，有不与诸湿证同见者，均以渗湿通和汤加平饮丹主之。

治验：贺姓妇人，年半百，春患项温，项痛臑亦痛，以风治之不效。余诊其脉不浮，审其证舌苔滑白，胸膈痞闷，即知其为太阴停湿，与以此汤一剂即轻，再剂去平饮丹，愈。

渗湿通和汤加平饮丹方

即通和汤加平饮丹或十丸或八九不等也。

太阴证，臂痛者，渗湿通和汤方主之。

自肘至手，谓之曰臂。有气滞血凝而作痛者，有风中经络而作痛者，有热结经隧而作痛者。兹曰太阴证，则知非气血风火诸邪之所为也，欲知其为太阴，须从其兼证辨之。

此证之来，舌苔必滑白，胸膈必痞闷，头目必眩晕，身体必沉重，宜渗湿通和。其不与诸湿证同见者，则谓之留饮，宜渗湿通和汤加平饮丹治之。

再，湿流经络，谓之湿痛，湿郁成热，则又为热结经隧之痛矣。然虽曰热痛，究竟从太阴而来，而不得与纯热之证同一治矣。

李氏老妪，年七旬，春患阴温，舌苔滑白，胸膈痞闷，湿郁成热，热甚猖狂，右臂肿痛，汤水不进，危笃之，至服清解攻下药不效。

余审其情状，亦似阳明实热，继询其得病来因，乃知此证为热中有湿，无怪乎清解、攻下不愈也。即以渗湿通和汤，加平饮丹五丸，一剂便能进食，大便仍不畅快；去平饮丹加二丑、大黄遂通，而在表之热亦解矣。

渗湿通和汤方

见前。

太阴证，腰痛、胯痛、脊痛、髀痛者，白术附子汤主之，渗湿解结汤加姜附亦主之。

太阳之络，循脊抵腰，然肾以腰为府，而附近于脊尾，是太阴经之尽处，即少阴经之起处，故人之腰痛、胯痛、脊痛、髀痛，都疑其为风与气，而绝不料其为土反其宅，水归其壑也。

太阴属湿土，太阳属寒水，少阴实其祖家。少阳之气不旺，无由上焦开发，熏肤、充身、泽毛，惟是浸灌滋润，日究于污下，而诸湿痛证作矣。

其太阳证多者，自宜从表作解；若少阴证多者，则宜从里作解。但下焦之水宜温，设温之不愈，审其人不甚虚者，直攻之可也，温之宜白术附子汤，攻之宜渗湿解结汤加姜附。

治验：有刘姓者，家殷富，秋患腰痛、胯痛、髀痛，医以其年老身弱，多方补之不效，邀余视之。余见其人伸缩行动，皆不能自如，但尚能饮食，脉亦不甚虚，与和里汤加二丑，一剂便轻。

有宋姓者，腰痛，胯痛，多年不愈，延余视之，余见其人尚能担水，饮食如常，于脾胃全局无碍。此必是隐僻有支饮，他药不能到，故连年不愈也。与以解结汤，一剂便轻，两剂遂瘥。

白术附子汤方
见《金匮》。

渗湿解结汤加姜附方
见前。

太阴证，腿痛者，通和汤加萆薢主之；留饮者，解结汤加姜附主之。

腿居下焦，部位属阴，风固有之，然不能如寒湿之多也，有直中于下焦者，有从上中二焦传入于下焦者。

《经》曰：痛则不通。须辨其是某邪阻滞，用药方有准的。

兹曰：太阴腿痛，则明指其从太阴而来也，宜渗湿通和汤加萆薢主之，寒者加附子、干姜，有饮者加平饮丹。

治验：张姓小儿，年十五，春患温，舌苔白滑，胸膈痞闷。此本"冬伤于寒，春必病温"之温，医以"冬不藏精，春必病温"之温治之，重用清凉除去其热，热亦遂退。不数日，湿从寒化，两腿不举，如废疾然，其父急延余治之。

余诊其脉，脉则细，摸其腿，腿则凉，饮食不甚减，两便亦如常，惟头目微眩，舌苔微滑，少腹微胀。

余曰：此非中风，亦非中火，乃前日中焦水湿未曾宣泄殆尽，以致流入下焦，所为土反其宅，水归其壑也。宜逐去其寒湿，乃以渗湿解结汤加姜附，一剂便轻，又调理两剂遂痊。

渗湿通和汤加萆薢方
即通和汤外加萆薢三钱也。

渗湿解结汤加姜附方
见前。

张长沙治伤寒，惟阳明为有下法，邪在他经而亦下之，则非法也。然余欲为之变通其说焉。

太阳固不可下矣，若表热盛实，以致里热亦盛实，头热、身热、腹胀如鼓，则亦在可下之例。如防风通圣等法是也。

少阳不可下矣，若口苦、咽干、目眩，胸膈痞鞕，日晡潮热，则亦在可下之例，如大柴胡汤、小柴胡汤加芒硝是也。

再推而广之，太阴不可下矣，若脾家停湿，胃家结燥，则亦在下之例，如余之所制和里汤加二丑、大黄是也。

厥阴不可下矣，若感受寒湿，结成疝证，胁下偏痛，发热，则亦在可下之例，如大黄附子等汤是也。

少阴不可下矣，若口燥咽干，或下利清水，则亦在可下之例，如少阴篇之大承气汤是也。

由是可知，阳明用下，堂堂之阵，正正之旗，正兵也；诸经用下，拔帜扑赵、假道取虞，奇兵也。然又有理中之理，不可不彻底说明。

诸经虽皆可下，然亦必将诸邪，悉驱入阳明，方为可下。余之和里等汤加大黄、二丑必兼姜附，正是变阴为阳，将诸秽物悉付之铸金炉也。

再，宇宙极不净之物，一置之土中，则如雾散而冰释，以土能化毒焉故也。诸经之邪，能曲折盘旋，驱入肠胃，便如火消膏矣。然亦必阳明能引精，方能招八州而朝同列。倘中州无权，则虽有天子守府，恐亦尾大不掉矣，须知。

太阴证，或诸证已罢，或诸证未罢，舌苔滑白，胸膈痛疼，此湿停上焦，肺水也，渗湿解结汤加姜附主之；表有寒热，咳吐稀痰者，亦肺水也，小青龙汤主之。

胸痛之证，有气有血，有寒有热，有虚，兹曰太阴证，则湿留而为饮也。此证之发，或坚止不动，或流转善动，或兼痞鞕，或引胁痛，总因胸中无阳，不能运水，以致留饮为患也，宜渗湿解结汤加姜附，以扶其阳而逐其饮。然亦有由表而致咳唾者，则宜小青龙汤。

治验：一人，胸中留饮，不时举发，医乱以气滞血结，治之不效。余曰：此非气结胸，亦非血结胸，乃水结胸也，宜扶阳涤饮，与以此汤而瘥。

渗湿解结汤加姜附方
见前。

小青龙汤方
见《金匮》。

太阴证，或诸证已罢，或诸证未罢，怔忡惊悸，烦杂无奈，此湿堆手厥阴，心水也，渗湿和里汤倍姜夏枳实主之。

此证夹虚者有之，夹热者有之，但虚有虚形，热有热象，此则从湿邪而来。湿者，水也，水来克火，故令人怔忡惊悸、烦杂无奈，欲知其非虚非火，而为水邪，须自其兼证辨之。

此是太阴停湿，湿气迷漫，头目必眩晕，肢体必烦重，舌苔必滑白，胸膈必痞闷，无论春夏秋冬，见有此等证象，便知其从太阴而来矣，宜渗湿和里汤倍半夏、枳实。

再，此证有怔忡者，有惊悸者，有烦杂无奈者，有烦热难堪者，只有其一便是，不必悉具也。

渗湿和里汤倍半夏枳实方（渗湿解悸汤）

即倍半夏为五钱、倍枳实为五钱也。

太阴证，或诸证已罢，或诸证未罢，胁下作痛，不敢咳息，此湿停足厥阴，肝水也，渗湿和里汤加白芥子、草果、芫花主之。不解者，去草果、芫花加平饮丹主之。

胁痛之证有气滞者矣，有血结者矣，此则非气非血，乃水之所为也，宜和里汤加白芥子、芫花、草果。不解者去芫花、草果加平饮丹愈。此条与上条治验太多，无烦视缕也。

渗湿和里汤加白芥子草果芫花方

加白芥子五钱、芫花钱半、草果钱半也，不解者加平饮丹若干丸不等。

太阴证，或诸证已罢，或诸证未罢，胃脘攻冲作痛，此湿结本经，脾水也，渗湿和里汤加姜附主之。不解者再加平饮丹。

胃痛者，即古之所谓胃心痛，俗之所谓胃脘痛也，属于虚寒者多。兹曰湿证胃痛，则为湿寒胃痛，而非虚寒胃痛也。但二者有分，而亦不甚分。

盖虚之极必作寒，寒之极必作湿。虚寒胃痛，或因寒而发，或因气而发，痛时不必吐水；湿寒胃痛，或因寒而发，或因食而发，痛时或兼吐水，总因脾胃之阳衰也。虚寒附子理中汤，湿寒和里汤加姜附，不解者加平饮丹。

治验：有刘姓者，素患胃痛，每发吞青石面，痛为稍止。余曰：此胃脘阳亏，不能行水，水积既多，上克心火，故心痛欲死。宜扶阳逐饮，与以此汤加平饮丹十九愈。然亦略举以示例，治案实不止此也。

渗湿和里汤加姜附方
见上。

太阴证，腹痛者，脾水也，渗湿和里汤加干姜、草果主之；湿渍于脾作泄者，亦脾水也，和里汤加腹皮、二丑主之。

《内经》言腹痛共十五条，惟有一条言热痛，其余皆寒痛也。腹痛而曰太阴证，明指太阴证腹满时减、减复如故之虚痛，非阳明证腹满不减、减不足言之实痛也。

夫太阴与阳明两居腹中，稍有不和，皆能作痛。但太阴为阴，其见证舌苔必滑白，胸膈必痞闷，头目必眩晕，身体必沉重，脉来必不浮。

若见此等脉证，虽舌口微干，小水微黄，甚勿疑为热证，而用寒凉也，宜和里汤加草果、干姜。若溜脾作泄，则不可徒补气虚，宜兼逐其水，宜和里汤加腹皮、二丑。

治验：有曹姓者，秋月患利，食亦不甚减，医以其人素有烟瘾，戒断方数月，阴阳必亏，大剂补药补之，利仍自若；又以断瘾后，饮食顿增，疑有宿食，投以消导亦不效。其子延余治之。

余诊其脉沉，窃思沉必有水，饮食不减，邪不在脾胃，此必湿渍脾，而脾阳下溜水气，全停在两肠。与其峻补其土，不如兼放其水，与和里汤加腹皮、二丑便瘥，又调理数剂而痊。

渗湿和里汤加干姜草果方
加干姜三钱、草果二钱。

渗湿和里汤加腹皮二丑方
加腹皮二钱、二丑三钱。

太阴证，诸证已罢，少腹痛，此水趋下焦，肾水也，萸桂苓泽汤主之，解结汤加姜附亦主之。

少腹作痛，其人必有久留之饮，由太阴而下走少阴，可以萸桂苓泽汤主之。万一温散不愈，必有宿饮内结，宜解结汤加姜附，峻攻其饮。

治验：有宋姓者，因涉远经商，暑月病疟，强截止之，留邪再络，里虚邪陷，少腹痛烦欲死，投以鸦片、桂楠等药，只缓须臾。余曰：此少阴停水也，但少阴无出路，必假道于阳明，用此汤二剂而痊。

再，五水诸证，与《金匮》小异，然此乃余生平所试验者，故滥列之。

再，开首言太阴病，舌苔白滑，胸膈痞闷，身上寒热，肢体懈惰，渴不欲饮，便微变黄，正病也。

积久不治，或治违其法，浸见五水证蜂起，传证也；疟痢、疸痹、噎嗝、聋哑等证，移步换形，各立方面，变证也。

萸桂苓泽汤方

吴茱萸五钱　　桂楠二钱　　　茯苓五钱　　　泽泻三钱

解结汤加姜附方

见上。

太阴证，妻累及夫，脾寒胃亦寒，食谷欲呕，口流清水，胃水也，渗湿和里汤去槟枳加吴茱萸、干姜主之。

胃伤则吐，多属热饮，此寒饮也，须知。

渗湿和里汤去槟枳加吴萸干姜方

加吴萸三钱、干姜三钱。

太阴证，久而不愈，或往来寒热，或照时潮热，咳逆引胁作痛，胆水也，渗湿和里汤加白芥子、旋覆花主之，解结汤加姜附、二丑亦主之。

人身如天地，上半身为阳，下半身为阴，前半身为阳，后半身为阴。胁为机关之室，处于半上半下，半前半后，譬如十字路口，乃东西南朔，往来之道路也。

湿者，水也，在上不解，必由机关而流于下；在前不解，必由机关而流于后。但魔神盛则玄神衰，玄神衰则机关不利，机关不利，则如有物高踞于其中而作痛。其循乎胁表者，必往来寒热，甚则咳逆引痛；其循乎胁里者，必照时潮热，甚则少腹攻痛。

此证推其原本，为泽深灭木，推其原本之原本，为土厚生金。然急宜治标，惟将机关处之湿垢洗刷殆净，斯诸证自罢矣。

偏于表者，属少阳也，宜和里汤加白芥子、旋覆花主之；偏于里者，属厥阴也，得屎则解，宜解结汤加姜附二丑。

渗湿和里汤加白芥子旋覆花方

加白芥子五钱、旋覆花五钱。

渗湿解结汤加姜附二丑方

见上。

太阴证，胸膈痞鞕，烦杂无奈，不饥，不食，不便，水在三焦也，渗湿和里汤主之。

人之气有三，元气、荣气、卫气也。元气起于上焦，胸中是也；荣气起于中焦，心包是也；卫气起于下焦，胃脘是也。水停上焦，故胸膈痞鞕；水停中焦，故烦杂无奈；水停下焦，故机窍不灵，不饥不食不便。以和里汤和之，而诸证自罢矣。

渗湿和里汤方

见前。

太阴证，水停中焦，积久失治，由中焦而走下焦，肠间沥沥有声，微痛作泄，肠水也，渗湿暖水汤主之。

渗湿暖水汤方

| 黄芪五钱 | 苍术五钱 | 生姜三钱 | 半夏三钱 |
| 砂仁二钱 | 蔻仁钱半 | 肉桂二钱 | 附子三钱 |

此舒驰远方也。

太阴证，诸证已罢，因蓄尿过多，尿窍不利，膀胱水也，揭壶盖汤主之。

亦舒驰远方也。此证愈从下利，其胀愈加，法宜白蔻宣畅胸膈，砂半醒脾开胃，肉桂化气，桔梗开提，生姜升散，揭开壶盖，使上焦得通，中枢得运，而膀胱之气自转矣。

揭壶盖汤方

| 白蔻钱半 | 砂仁二钱 | 半夏三钱 | 肉桂二钱 |
| 桔梗三钱 | 生姜三钱 | | |

以上诸水，其各种见证，原不止此寥寥数则，然此乃余之所习见，而亦余之所惯治也，故详列之。

湿证喉阻者，渗湿和里汤倍姜半朴主之。

喉阻而系湿证，明其非风、非火、非寒、非燥也，夏秋居多，春冬亦有之。有多年留饮，不时举发者；有新感寒湿，特地举发者。医者未能见形察影，误治以风火寒燥，或治以肝气，亦有见为痰饮，用药率轻挑浅剔，往往不中肯綮，竟有终年累月而不能了场。

此证虽发于上焦，而其根据则亦在中焦，发时有气道不利，而兼觉喉间停痰者；有喉不停痰，而惟觉气道不利者，惟察其舌苔滑白，胸膈痞闷，有湿邪诸来因便是的证，甚勿治以时法，牛子、桔梗等药，惟以渗湿汤重加姜半朴愈。

渗湿和里汤倍姜半朴方
即和里汤倍加生姜、川朴、半夏也。

湿证，梅核气者，渗湿和里汤加姜附等药主之。

痰在喉间，咳之不出，咽之不下，有似梅之核，故谓之梅核气。得之气郁者多，旧法治以半苓苏朴，法亦甚妙，然两太阴阳虚亦有此证，不独气郁也。

手太阴肺主行荣卫阴阳，其气自上而下；足太阴脾主为胃行其津液，其气自下而上。阳虚则气欲上而不遽上，气欲下而不遽下，以故往而复还，还而复往，竟如丝挂线缠一般。

此证气不健旺，似宜大补其气矣。然补气则气益滞，惟用雷动、风散、日暄等法，使天气下降，地气上腾，天地之阳壮，虽有微饮，迅扫一切矣。

渗湿和里汤加姜附方
即和里汤加干姜、附子各二钱也。

湿证暴厥者，渗湿和里汤加平饮丹主之。

类中证凡十二条，皆能令人颠扑于地，不省人事。兹曰湿证，则固专因湿之郁极生痰，痰火内发，蒙住心窍也。其发作形状，有素日无病而暴发者，有素日有病而暴发者，有素日有病，病已痊愈而暴发者。

素日无病而发，醒时宛如平人；素日有病而发，虽亦能饮食行动，但口不能言，有如喑哑一般；素日有病，病已痊愈而发，则酷类中风，但口眼不㖞斜，手足不疼麻。

三者现证虽不同，而其为湿热则一也。前之两条，用渗湿和里汤加平饮丹十丸，涌出其痰涎便愈；后之一条，随其证之偏湿偏热，消息治之可也。

渗湿和里汤加平饮丹十丸方。

将和里汤加生姜五钱，水煎服，另用姜水冲服平饮丹十丸，痰涎自出，出便愈。

治验：钱氏老妪，年八旬，春患温，医以清凉退热，热亦旋退，医以为大功长成矣。不三日，忽颠扑于地，不省人事，复延前医，治之竟不效，已抬在尸床一日矣。其子以其气之未绝也，强延余治之。

余诊其脉细如丝然，但犹能点滴用水。余曰：能用水即能用药。先以川贝、橘红等味涤其痰，一剂似欲醒，两剂便能言，后用枳实、大黄等药，又数剂方收功。其子因备询颠末。

余曰：老年固多阴衰，亦多阳衰，阳衰不能行湿，湿必停，湿停便作热，前医撤去其热，未能拔去湿根，以致湿复酿热，痰涎壅盛，昏倒在地矣。

其子曰：险乎，向非先生此举，吾母命休矣。

湿证寒饮作嗽者，渗湿和里汤加姜附葶苈主之。

太阴与太阳合病，由寒壅湿而咳嗽，谓之寒饮作嗽，宜小青龙汤；太阴与少阴合病，由湿引水而欬嗽，亦谓之寒饮作嗽，宜真武汤。

然此犹偏表偏里之证也，若夫太阴阳虚，中权不振，胃中水谷不能转输四旁，惟是稽留之饮，日积而日多。

夫肺为华盖，天气也，地气既浊，天气必不能清。治此证者，惟使坤轴运转，微饮不留，则不治嗽而嗽自止矣，宜和里汤加附子、干姜、葶苈子。

渗湿和里汤加附子干姜葶苈子方

即和里汤加姜附葶苈各二钱也。

治验：秦姓妇人，胸膈痞闷，饮食减少，咳嗽吐痰，直欲倾盆，日夜不能僵卧，医以感冒治之不效。

余曰：此中州阳衰，寒饮作嗽也。盖土衰由于火虚，火虚由于木气不能条达，惟使木生火，火生土，则土能制水，而坤轮自转矣，又何饮邪之能留乎？

湿证热饮作嗽者，渗湿和里汤加姜附葶苈主之。

太阴与少阳合病，阳中夹阴，喘嗽稀痰，小柴胡汤证也；太阴与阳明合病，阴证变阳，喘嗽稠痰，人参泄肺汤证也。

但饮者，阴也，阴者，寒也，原从少阴而来者也。兹曰湿证热饮作嗽，是太阴与少阴合病，虽面赤身热，心烦口渴，只为阴证戴阳。

治之者，但平其饮，而热自罢。万一饮证既罢，热犹不解，然后徐平其热可也，亦宜前汤。

治验：曹氏妇人，春患温，舌苔白滑，胸膈痞闷，喘嗽不已，痰涎壅盛，面赤身热，心烦口渴，久而不愈。

余曰：此热饮作嗽也。虽为阳证，阳中有阴，宜先平其阴，与以此汤数剂而遂安。后饮退热不退，又与以清凉而遂瘥矣。

再，此与吴氏热饮用白虎稍别，须知。

湿证寒结胸者，渗湿和里汤加姜附主之。

湿证而曰寒结胸，即寒湿结胸也。人之胸中，犹之天之空中，原浑浑沦沦，无些须邪气与乎其间。奈太阳不照，群阴汇进，秽烟臭雾，结队而来，咽喉一线之地，竟如茅塞之矣。

夫寒者，水也，湿者，土也，吾身所资以为养者也，但在上之制节不行，皆能以其所以养人者害人。尔时若单见太阴湿痰，中气亏残，犹可为也；若并见少阴寒痰，则本实先拨，无能为矣。

此证先以辛热荡其寒气，日以暄之也；次以苦温破其滞气，雷以动之也；终以辛温、甘温宣其湿气，风以散之也。不过两剂，而诸证自罢矣，宜渗湿和里汤加姜附汤。

渗湿和里汤加姜附方
即和里汤加姜附各三钱也。

治验：王姓妇人，年半百患此证，逢寒则发，逢气亦发，发则气上冲胸，不能偃卧。余治之屡矣。乙卯春，病复发，其子以延余不便，先延他医治之，愈治愈危，乃复延余治之。

余诊其脉，右关沉滑，问其证，痰涎壅盛，舌苔滑白，饮食不进，日夜不能偃，偃则壅益甚。余出此方，他医见而咋舌，余促服之，一剂而轻，两剂而愈矣。

湿证热结胸者，渗湿和里汤加二丑主之。

湿证而曰热结胸，即热湿结胸也。此证初起虽曰温证，必兼头目眩晕，肢体怠惰，舌苔白滑，胸膈痞闷等证。湿蒸热炽，搏结上焦。

有膈内痞鞕，汤水不进者；有膈间剧痛，不敢按者；有痰涎壅盛，气道不利者；有兼表热者；有表热已罢，悉归于里者；有焦灼之极，心为之怔忡，口为之溃烂者；有日夜叫苦者；有昏昏沉沉，似寐非寐，呼之不应者。

虽牙关未至紧闭，心神未知昏迷，现在尚未痉厥，然去痉厥不远矣。惟询知其前，服清凉不效，乃知此证非少阳火热、阳明燥热，实太阴湿热也。

热为湿热，去其湿即所以去其热。表证未罢者，宜渗湿通和汤；已罢者，渗湿和里汤加二丑，甚则加平饮丹，或五丸至十丸不等。

治验：王姓男子，春患温，服清凉药十余剂，日甚一日，饮食不进，昏昏沉沉，呼之不应。余诊其脉，弦而且数，问其证，喑哑，口渴，不能多饮。

余曰：此热证夹饮，前药虽能治其热，未能除其饮，故日甚一日也。与以渗湿和里汤一剂，神气即清，复与清解一剂，而诸证皆罢。

赵姓，妇人患温，水浆不入，入则复出。余诊其脉微沉，询其证，头微眩，心有时惊悸不宁。

余曰：此水也，非火也，无怪乎前药之不应也。与渗湿通和汤加平饮丹十九，一剂即能进食。

贾姓少年，春患温，膈中痞鞕，汤水不下，舌口生疮，医皆以火治之，愈治愈坏。余与以渗湿和里汤加附子、干姜，一剂即开。

太阴证脉弦而数，舌滑而渴，不结胸，动则发喘，饮食无味，日晡恶寒，夜间作热，五更咳吐稀痰不休者，太阴少阴停水也，渗湿扶阳汤加薏仁、二丑主之。

脉弦而数，饮数也；舌滑而渴，饮渴也；不结胸，病不在胸也；动则发喘，肺虚也；饮食无味，脾虚也；日晡恶寒，夜间发热，五更痰嗽，水气结于阴分也。

三焦皆寒，虽有热证，譬如天大雷雨，电光闪闪，正由水盛，而非由火盛也，宜以姜附壮三焦之阳，薏仁补土生金，二丑驱水外出，斯阳气回而阴霾散矣。

渗湿扶阳汤加薏仁二丑方
即扶阳加薏仁一两、二丑三钱也。

治验：有宋姓者，秋患温，他术乱治数月，已濒于危，其父引而见余。余见其人行不数步即作喘，咽干而渴，脉弦而数。虽似阴虚，但每日交到阴分，即作寒热喘咳。

明是上焦水邪停到下焦少阴，少阴既停水，故到此时便鼓作也。因用薏仁两半，益土生金，附子五钱，干姜、二丑各三钱，温散水邪，一剂而诸证去其大半矣。

太阴证，两目赤涩肿痛，羞明畏日者，渗湿和里汤主之。

两目赤涩肿痛，属于风火者多。兹曰太阴证，必兼头目眩晕，舌苔白滑，胸膈痞闷，饮食减少等证也。是其赤涩肿痛，非由于风火，乃由于湿热也。宜以渗湿和里汤主之。

再，湿郁成热，五脏六腑十二经皆能蔓延之，医者都参以活法可也。

湿证，小便肿痛，寒者，当归温疝汤去小茴加地肤子、滑石、通草主之；热者，当归温疝汤去小茴、元胡、川楝加地肤子、滑石、通草主之。

肾主肾囊，肝主筋，肝肾两虚，故外之风寒得以袭之。然亦有湿热下流而致此证者，不论内外因，惟辨其寒热而治之。

寒者不甚肿痛，不作汗热，便尿清白，宜当归温疝汤去小茴加地肤子、滑石、通草。

热者肿痛汗热，便尿黄赤，宜当归温疝汤去小茴、元胡、川楝加地肤子、滑石、通草。若不肿痛，而惟尿黄，则不在此例。

当归温疝汤去小茴加地肤子滑石通草方

吴茱萸三钱	当归尾五钱	甘草梢五钱	延胡索三钱
川楝子三钱	小茴香三钱	杭赤芍五钱	地肤子五钱
西滑石五钱	白通草一钱		

当归温疝汤去小茴元胡川楝加地肤子滑石通草方

| 吴茱萸三钱 | 当归尾五钱 | 甘草梢五钱 | 五加皮三钱 |
| 西滑石五钱 | 地肤子五钱 | 白通草一钱 | |

渗湿和表汤

苍术五钱	茯苓五钱	防己五钱	桂枝三钱
滑石五钱	通草一钱	生姜三钱	

渗湿和里汤

苍术五钱	茯苓五钱	川朴二钱	半夏三钱
枳实三钱	槟榔二钱	滑石五钱	通草一钱
生姜三钱			

渗湿通和汤

苍术五钱	茯苓五钱	川朴二钱	半夏三钱
枳实三钱	槟榔二钱	滑石五钱	通草一钱
防己五钱	桂枝三钱	生姜三钱	

渗湿和上汤

苍术五钱	茯苓五钱	滑石五钱	通草一钱
薏仁八钱	杏仁三钱	蔻仁钱半	生姜三钱

渗湿和下汤

苍术五钱	茯苓五钱	川朴二钱	半夏三钱
枳实三钱	槟榔二钱	滑石五钱	通草一钱
防己五钱	草薢三钱	二丑五钱	大黄三钱
生姜三钱			

渗湿解结汤

苍术五钱	茯苓五钱	川朴二钱	半夏三钱
枳实三钱	槟榔二钱	滑石五钱	通草一钱
二丑五钱	平饮丹十九	生姜三钱	

渗湿散火汤

即和里汤加黄芩三钱、黄连二钱也。

渗湿扶阳汤

即和里汤加附子二钱、干姜三钱也。

渗湿解悸汤

即和里汤重用半夏、枳实也。

渗湿解悬汤

即解结汤加芫花一钱、草果二钱也。

渗湿拈痛汤

即通和汤加平饮丹或五九至十九不等也。

渗湿温脏汤

即扶阳汤加二丑五钱、平饮丹或五九至十九不等也。

渗湿消肿汤

即解结汤加腹毛二钱、商陆二钱也。

渗湿解噎汤

即解结汤加砂仁钱半、沉香三钱、姜附各二钱也。

渗湿平反汤

即解结汤加附子三钱、干姜三钱、南海沉二钱也。

渗湿逐虫汤

即和里汤加雷丸、芦荟也。

渗湿除痒汤

即通和汤加土茯苓一两、紫草茸二钱也。

渗湿开表汤

即和里汤加防己、桂枝、麻黄也。

渗湿热下汤

即扶阳汤加二丑也。

渗湿寒下汤

即散火汤加大黄也。

以上二十方，皆为渗湿和里一汤所变化，以外虽间采成方，亦不出此范围。学者果能引而申之，触类而长之，则治外感之能事毕矣。

湿证大全

太阴证，或诸证未罢，或诸证已罢，舌苔白滑，饮食无味咳吐稀痰，痰如泉涌者，渗湿和里汤倍半夏主之。痰喘气逆，日夜不能偃卧者，和里汤倍半夏加葶苈主之。或痰清，察其人有少阴证者，和里汤加附子主之。服汤已，诸证稍减，但腹有响声，不下利者，和里汤加二丑主之。

诸证未罢，时证之痰咳也；诸证已罢，留饮之痰咳也。然无论未罢已罢，既系之曰太阴证，必兼有舌苔白滑、饮食无味等证，即宜以太阴法治之。

咳吐稀痰，痰如泉涌，乃脾不散精，所饮所食尽为痰涎，故以和里汤健脾理胃，倍半夏以利之。痰壅气逆，昼夜不能偃卧，乃肺经停有饮邪，故以和里汤加葶苈以泻之。或痰色清，尺脉沉弦，肢体厥凉，恐是肾水上泛，宜加附子。

服汤证减，腹有响声不下利，乃是上焦之水驱入下焦，但因元阳不振，不能送水下行，宜加二丑。下利后，少腹仍不舒畅，则是太阴停水变为少阴停水，或温或攻，择利而行之可也。

治验：有陈姓者，春患阴温，寒热呕吐，医认为水亏火炎，峻补其水，以致痰涎壅盛，昼夜不能成寐，危险之至。五月下旬，延余视之。余察其舌苔滑白，脉象沉弦，

余曰：此非脾肾水亏，乃脾肾火衰也。拟以和里汤倍半夏加附子。服汤微烦，移时似有起色。又服一剂，咳痰十去六七，但闻腹有响不下

利。余曰：此上焦之水驱入于下焦也。又加二丑利之，而证遂大减矣。

再，咳之为证，《内经》言五脏、言六腑、言四时、言六气，穷形尽相，不留余蕴。奈人治斯证，率东涂西抹，不得其要领者，仍是认证不清焉故也。

余以为内伤诸咳，燥火证居多，以脏腑亏损，津液熬煎，五志之火逼肺作咳。其咳也，往往先见他证，而后浸淫兼见咳证。

外感诸咳，金水证居多，以肺金主皮毛，太阳属寒水，六气由外入内，率皆先犯此关，所谓五脏各以其气受病，非其时各传以与之也。其咳也，往往先见咳证，而后浸淫兼见他证。

太阴作咳，原属湿邪，无论春夏秋冬，无论温证伤寒，但据现在舌苔白滑，胸膈痞闷，肢体懒惰，小水黄赤，心烦意乱，头眩目晕，脉来或弦或细或滑，有太阴诸形状，即可以太阴法治之。

甚或病值危笃，有万难辨其为内伤外感者，须询其初发病时作如何形状，便探骊得珠矣。

太阴证，呃逆者，渗湿和里汤倍枳实槟榔加二丑大黄主之。

呃逆系之太阴，明其非少阴呃逆也。少阴呃逆多属虚寒，其呃逆也，乃是肾气不纳，证最险恶，宜六味肉桂五味等方；太阴呃逆多属实热，缘其人素有痰饮食癖，阻过中气，因逆上作"格儿"之声，故宜峻攻其邪，夹寒者再加附子、干姜，热下之可也。

治验：伯父某患呃逆，脉不甚虚，身有微热，口有白苔，医者多以年老气脱，补之不效。余审其人饮食不甚减，亦无下焦少阴许多虚形，必是支结之饮，藏在隐僻，碍于气道，以致呃逆也。以此汤下白物如脂二条，遂愈。

吴氏某患温，治违其法，以致邪结中下二焦，少腹痛，呃逆不止。余以此汤加姜附下之亦愈。

太阴证，或诸证未罢，或诸证已罢，崩血夹水者，渗湿和里汤减槟枳加生薏仁主之。

崩血夹水，言经血暴下，夹有污水之连绵也。有诸证初起，中气大虚，水来侮脾，脾水下溜，渍入胞中，以致血水并下者。此病之发虽在下焦，而其源亦在中上二焦也，故亦宜以此汤扶土以散水也。然亦有中上焦病已轻，惟留血水绵绵，连月不愈者，亦宜以此法消息治之。

治验：丙辰春，李氏妇，年四十，患血崩，血水并下，直欲倾盆，危险之至。余询知其舌苔白滑，胸膈痞闷，有足太阴诸证象，乃曰：此非肝经火旺以致血溢，乃因中焦土虚以致水横也。主以此汤，三剂而痊。

太阴证，舌苔白滑，胸膈痞闷，饮食无味，四肢无力，脉来纤细，带下夹水者，渗湿和里汤去槟枳加姜附主之。

五色带下，属湿热者多。兹曰夹水，明是土虚不能制水，水气渗入下焦也，故仍宜从太阴治之。

太阴证，泄如血水，腹不甚痛，舌苔白滑，胸膈痞闷，渗湿和里汤减槟枳加生薏仁、芡实主之。

湿盛伤血，泄如血水，湿气盛也，但腹不甚痛，湿虽盛而未结，故宜减槟枳加薏仁、芡实治之。

太阴证，吐血者，渗湿和里汤加生薏仁主之。

吐血之证，虚实寒热不等，兹谓之曰"太阴证"，必兼有舌苔白滑，胸膈痞闷等证也，故宜以和里汤加生薏仁治之。

太阴证，带浊者，加减渗湿和里汤主之。

浊证原有数端，兹谓之曰"太阴证"，必其始有舌苔白滑，胸膈痞闷等证，积久不治，或治违其法，以致连绵不愈，水停下焦也。其太阴证未罢者，以渗湿和里汤加萆薢主之；已罢者，减半朴槟枳加萆薢菖蒲益智仁主之。

湿证变疟者，渗湿和里汤主之，柴胡截疟饮亦主之。

湿证变疟，即太阴脾疟也，其或舌苔白滑，胸膈痞闷，诸太阴证未罢者，先服渗湿和里汤数剂，其疟必愈，其不愈者，再以柴胡截疟饮止之。

柴胡截疟饮方

柴胡五钱	半夏三钱	黄芩三钱	党参三钱
乌梅五钱	桃仁三钱	槟榔四钱	常山五钱
生姜三钱			

煎汁。露一宿，早一个时辰服。

湿证便痢者，渗湿和里汤主之。

湿证便痢，即湿证作痢也，察其人有舌苔白滑，胸膈痞闷等证，勿遽以芍药、黄连清其热。惟以渗湿和里汤渗其湿、破其滞，而痢自减矣。

湿证变疸者，渗湿和里汤加茵陈、桂枝、防己主之。

湿证变疸，即湿热发黄也，察其人有舌苔白滑，胸膈痞闷，身上寒热，肢体懈惰等证，即以渗湿和里汤加茵陈、桂枝、防己治之。

湿证变痹者，加减渗湿和里汤主之。

风、寒、湿气，合而为痹，谓之三痹。筋、骨、脉、肌、皮发于四时，谓之五痹，载在《内经》，班班可考。兹曰湿证变痹，则固专指痹之由湿而来者也。

若其人舌苔白滑，胸膈痞闷，内证多者，则以渗湿和里汤加桂枝、防己治之；内证少者，减半朴槟枳，加桂枝、防己治之。夹热者，减半朴槟枳，加桂枝、防己、石膏、滑石、赤小豆治之。

湿证变痿者，渗湿和里汤加萆薢、桂枝、防己主之。其或太阴证皆罢，传入少阴，审其人不甚虚者，渗湿解结汤加姜附主之。

肺热叶焦，皮毛枯悴，《内经》言痿证详矣。兹特冠之曰湿证变痿，则固专指时令之湿热而言也。审其人舌苔白滑，胸膈痞闷，兼腿足痿软者，则以渗湿和里汤加萆薢、桂枝、防己治之。

其或太阴证皆罢，传入少阴，腿足痿软者，则是中焦湿热变为下焦湿寒也，宜以解结汤加姜附治之。

湿证脚气者，渗湿解结汤加防己、萆薢、大黄主之。

太阴八证略具，脚肿热痛者，则是中焦湿热流于下焦也，宜以解结汤加萆薢、防己、大黄利之。

湿证癥瘕者，渗湿和里汤加鳖甲、穿山甲主之。

七癥八瘕，纷繁莫纪。兹曰湿证，则固明指夫湿食之为病也，宜以渗湿和里汤加鳖甲、穿山甲消之。

湿证发疝，胁下痛，寒热，或恶寒但潮热，香附旋覆花汤主之；睾丸痛者，当归温疝汤主之；睾丸痛、腰痛、髀痛者，天台乌药散主之。

疝证多端，治疝之法亦多端。兹曰湿证发疝，则固专指湿疝言之。香附旋覆花汤、天台乌药散方俱载在《温病条辨》，当归温疝汤方载在《医宗金鉴》，此三方皆余所习用也。

湿证发疹、发痘者，渗湿和里汤加桂枝、防己主之。

疹痘治法，有主以辛温者，有主以辛凉者，余曾详其说于《寒温穷源》。兹曰湿证发疹、发痘，必因其人有舌苔白滑、胸膈痞闷，身上寒热、肢体懈惰等证。虽曰疹痘，固不得专治其疹痘也，宜以渗湿和里汤加桂枝、防己治之。

湿证杨梅者，渗湿和里汤加土茯苓、桂枝、防己主之。甚者，再加二丑、斑蝥、大黄主之（土茯苓愈多愈妙）。

杨梅痘者，痘之形如杨梅也，多由于男女秽湿传染而成，然亦有不由秽湿传染而得者，均宜以渗湿和里汤加土茯苓、桂枝、防己主之，不解者再加二丑、斑蝥、大黄。

湿证肿胀者，渗湿解结汤主之。足肿甚者，再加商陆根主之。

肿胀属于气者，宜兼理其气；属于血者，宜兼理其血；属于风者，宜兼理其风。兹曰湿证肿胀，则固专指水鼓而言也，宜渗湿解结汤加大黄主之。足肿甚者，再加商陆。

湿证大便窒下者，渗湿和里汤倍槟榔主之。其或中上焦证皆罢，惟见大便窒下者，夹热者，猪苓、茯苓、寒水石、皂荚子主之；夹寒者，渗湿和里汤倍槟榔加姜附主之。

因湿滞下，非大便之燥结，乃大便之湿结也。中上焦证未罢，宜渗湿和里汤倍槟榔主之。中上焦证已罢，夹热者，宜清其热，固宜猪苓等味；夹寒者，宜温其寒，故宜和里汤加姜附。

湿证阴吹者，渗湿和里汤主之。

前阴失气，谓之阴吹，得之厥阴火旺者居多。兹曰湿证阴吹，则非厥阴火旺，乃因太阴湿盛也，太阴阳虚，湿堆贲幽两门，以致逼入前阴，气走入失也，故宜渗湿和里汤。

湿证结成里痔，坠痛如刺者，渗湿和里汤倍槟榔加姜附主之。

此湿证连绵不愈，以太阴而兼少阴也，故以渗湿和里汤倍槟榔加姜附主之。若认为湿热之证便非。

湿证鼻渊，左胁下微胀者，渗湿解结汤加姜附主之。

此厥阴留饮也，若认为风热之证便非。

最后揭此二条，见阳证似阴，阴证似阳，业此道者，不可固步自封也。

总　论

　　外而五运六气，内而五脏六腑，一而已矣。而中州脾胃，实为统辖内外之总权，故湿土一脏，虽该不得木火金水，而木火金水固莫不依此处而化身也。

　　故湿者，阴也，所以升腾其气者，全藉乎少阳，少阳领袖群脏，即所谓玄神也，自人饮食居处，不能固厥玄神，而邪气遂凑，其由外而内，属诸太阳寒水，谓之曰伤寒；由内而外，属诸少阳相火，谓之曰温证。

　　伤寒有阴阳，温证亦有阴阳，伤寒有六经，温证亦有六经。本书之作，虽专发湿气一条，究竟湿气浸淫，六经无不周遍，固统伤寒、温证，胥在其中矣，读者引而申之，可也。

《湿证发微》书后

　　获嘉陈兆隆先生经术湛深，尤精周易，因而通之于医。于仲景《伤寒论》、吴瑭《温病条辨》而外，创为《湿证发微》一书，举五脏六腑外感内伤之变相，一归之湿。立渗湿解结、渗湿和里等方，以渗淡通利之品，针膏肓，起废疾，无不应收奏效。甚至噎膈反胃，世医所谓不治之证亦能十愈八九。

　　盖以名儒而为名医也。他书多重滋阴，此独扶阳；他书皆言平肝，此独养肝。卓识伟论超卓古今，庸医见之不免惶惑。究之土主五行，脾主五脏，扶阳养肝皆以健脾。人非饮食不生，脾健而饮食进、正气充、百病除，此理甚明。

　　先生特先得人心之同然耳，鄙人粗涉方书，毫无心得，谨抒管见仍以质之先生。

林虑李见荃谨跋